보기만 해도 약이 되는 진료일기!

한의사,
한약으로
말하다

한의사,
한약으로
말하다

펴 낸 날   2022년 09월 14일
2쇄펴낸날   2023년 01월 18일

지 은 이   곽도원, 권지수
펴 낸 이   이기성
편집팀장   이윤숙
기획편집   서해주, 윤가영, 이지희
표지디자인   서해주
책임마케팅   강보현, 김성욱
펴 낸 곳   도서출판 생각나눔
출판등록   제 2018-000288호
주   소   서울 잔다리로7안길 22, 태성빌딩 3층
전   화   02-325-5100
팩   스   02-325-5101
홈페이지   www.생각나눔.kr
이 메 일   bookmain@think-book.com

• 책값은 표지 뒷면에 표기되어 있습니다.
ISBN 979-11-7048-441-7 (93510)

보기만 해도 약이 되는 진료일기!

한의사 곽도원, 권지수

한의사, 한약으로 말하다

한약에 대한 모든 궁금증이 해소되는 이야기!

"수많은 사례는 건강을 갈구하는 보통의 사람들이 참고하기에 충분해 보이고,
의학을 연구하는 우리에게도 많은 영감을 준다."

−추천사 중에서

생각나눔

　　서울대학교 의과대학에서 박사학위를 받고 스탠퍼드 의과대학 연구원으로 발령받았던 2016년 어느 날, 출국에 앞서 곽도원 원장의 한의원에 방문했다. 그는 한의학에, 그리고 환자들에게 언제나 진심이었다. 그리고 한국에 중앙대학교 의과대학 교수로 돌아온 지금, 곽도원 원장의 책에 추천사를 쓰고 있다.

　　나의 오랜 친구이자, 의학 연구의 동반자인 곽도원 원장은 진정으로 의술을 사랑하는, 노력하는 한의사이다. 내가 아는 곽도원 원장은 원칙에 따라 환자를 무엇보다 자세하게, 종합적으로 진찰하고, 치료 결과로 이끌어내는 능력을 가지고 있다. 그런데 이것은 과를 불문하고 의술을 행하는 사람이 가져야 할 필수 덕목임이 분명하다.

　　이 책은 우리가 흔히 앓는 소화 질환, 통증 질환에서부터, 각종 난치성 질환까지 두루 다루고 있다. 카테고리별로 분류돼 있긴 하지만,

읽어보니 카테고리는 그저 편의를 위한 것일 뿐, 책이 말하고 있는 핵심은 '한 곳이 아파도 몸 전체의 체질을 고려해야 한다.'라는 것이다.

내가 알기로 이 책은 곽 원장의 진료 기록 중 일부만을 담고 있다. 그럼에도 책에 나온 수많은 사례는 건강을 갈구하는 보통의 사람들이 참고하기에 충분해 보이고, 의학을 연구하는 우리에게도 많은 영감을 준다.

내가 왜 아픈지, 어떻게 해야 나을 수 있는지 모르겠다면 지체 없이 곽 원장을 찾아가면 좋을 것이다. 내가 본 의사 중에 가장 진심을 다해 환자를 생각하고, 끊임없이 연구하는 사람이기에 그 누구보다 믿음직스러운 한의사이다.

이 책의 혜택을 가장 많이 볼 환자는 본인의 질환에 대해 어떻게 접근해야 할지 막막해하기만 하던 환자분들일 것임이 분명하다. 책의 발간에 대해 누구보다 기쁘게 생각하며, 본인을 위해 그리고 가족을 위해 모두에게 이 책을 추천하는 바이다.

2022년 7월 15일

중앙대학교 의과대학 교수 / 의학박사 정경오

좁은 진료실로 찾아온,
소중한 환자분들께 감사하며

한의학은 몸의 여러 상태를 종합해 치료한다. 환자 한 분이 와도 온갖 신체 상태를 확인해 가며 진찰하다 보니 십여 년 진료 기간 동안 너무도 다양한 질환, 다양한 환자를 만나게 됐다. 그리고 내원한 환자분들은 치료받고 싶었던 질환뿐만 아니라 이것, 저것 다 좋아지며 치료를 마치게 된다. 그러면 가장 좋을 사람은 환자분들이겠지만, 약을 처방한 본인의 마음도 너무 좋다.

한약을 아직 접해보지 않은 환자분들은 어쩌면 책의 내용을 보고 신선한 충격을 받을 수도 있다. 그간 '병'이라는 것에 대해 생각하던 고정관념이 무너질지도 모른다. 내가 가진 이 증상도 내 몸의 또 다른 증상들과 관련이 있다는 생각을 시작할 수 있게 될지도 모른다. '근본치료'라는 것이 얼마나 효과가 빠르고, 몸 전반에 광범위하게 영향을 주는 치료인지 알게 될 것이다. 그리고 한약으로 최소한 이런,

이런 것이 좋아질 수 있다는 사실을 접할 수 있을 것이다.

 이 책은 본인의 진료실로 찾아온 환자분들을, 같이 일한 진료원장님들과 함께 진료한 이야기들을 담고 있다. 환자분들의 증상과 치료 결과에 대해 보기 쉽게 적었으며, 우리가 막연하게만 알던 그 '한약'이 어떤 식으로 구성되는지 사진과 함께 상세히 기재했다. 물론, 약재의 이름들을 나열한 부분은 조금 전문적 영역이므로 그냥 지나가도 무방하다.

 처음 본 의료진을 믿고 열심히 치료받아주어 이 책이 있게 해준 환자분들께 진심으로 감사하다. 더 많은 환자분과의 이야기를 담고 싶었지만, 지면과 시간의 한계상 본원에서 진료했던 모든 사례를 담지는 못했다. 그리고 본인과 함께 환자를 성심껏 진료해 준 권지수, 정성훈, 안지산, 송정원, 김동훈, 권구영, 이지현, 최유정, 이찬우, 김채원 원장님께 감사드린다. 환자를 성심으로 간호해 준 우리 한의원의 소중한 직원 임경선, 김종란, 황연우, 안희진, 김혜미, 이미애, 김수연, 주하연, 김금순, 차공주, 전경이, 윤가혜 선생님께도 감사드린다.

2022년 7월 15일

저자 대표, 한의사 곽도원

목차

2장
마음건강 진료일기   52

5장
여성질환 진료일기　　　　　　　　　　194

6장
소아질환 진료일기　　　　　　　　　218

이 책은 편의상 질환 유형별 분류를 나누기는 했지만, 한의원에 찾아오는 대부분의 환자는 '복합질환', 즉 여기저기 동시에 아픈 환자라서 본래는 각 환자를 특정 분류에 귀속시키기가 쉽지 않다. 그러므로 독자분들은 분류보다는 각 사례의 내용에 초점을 두고 읽는 것을 권한다.

또한, 책에 담긴 생생한 한약에 대한 정보는 한약 처방의 구체적 모습을 보여주기 위한 것일 뿐, 직접 따라서 약을 만들어 보라는 뜻은 아니다. 한약은 전문약이므로 한의사에게 처방받아 복용하면 된다.

스스로 위장을 좋게 할 수 있는 실천 방법이 있다. 첫째, 제때 먹고 야식은 끊는다. 둘째, 위에 부담이 가지 않도록 소식한다. 셋째, 소화를 돕기 위해서는 식사 직후 곧바로 30분 정도 걷는다. 끝으로 위장도 쉴 시간이 필요하므로 식사 사이사이에 간식과 음료를 끊어 공복기를 만들어 준다. 이를 실천해도 쉽사리 좋아지지 않으면 한의사와 상담한다.

위장은 건강의 핵심이다. 몸 곳곳이 다 아프더라도 위장이 좋지 않으면 우선적으로 위장 기능을 중심으로 한약 처방을 시작한다. 음식을 잘 먹고, 잘 소화시키는 것은 우리 몸 건강의 핵심 요소일 뿐 아니라, 애초에 위장 기능이 좋지 않으면 다른 약을 잘 받아들이지도 못하기 때문이다.

1장

위장질환 진료일기

복부팽만도 체질에 따른 치료가 필요하다

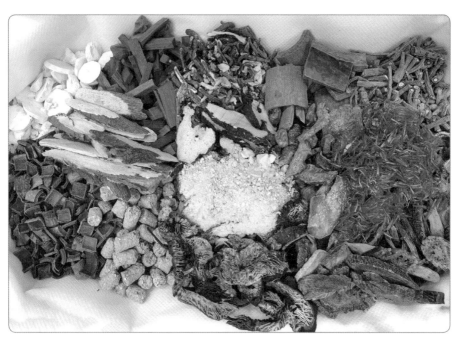

환자가 복용한 한약 사진

50대 남성이 심한 소화불량과 복부팽만을 호소했다. 어릴 때부터 위장이 안 좋고, 멀미가 심했다. 그리고 체력도 많이 떨어져 보약도 먹어보고, 홍삼도 먹어보았지만 좀처럼 개선되지 않았다.

이렇게 오래된, 고질적인 체질적 문제를 가진 환자도 잘 치료가 될까? 물론이다. 환자분은 생각보다 빠르게 좋아지기 시작했다. 한약을 복용한 뒤 소화 기능이 개선되고, 가스도 거의 다 줄어들었다. 배고픔을 느끼지 못할 정도로 없던 식욕도 좋아졌다. 입맛이 돌아온 결과 아침부터 활력이 생겨나기 시작했다.

▶ 조금 더 알아보실 분만! 사진 속 한약은?

이름: 반하후박탕(半夏厚朴湯)
구성: 반하(생강즙으로 법제), 후박(생강즙으로 법제), 신국(초), 소목, 홍화, 삼릉(초), 당귀미, 저령, 승마, 육계, 창출(쌀뜨물로 법제), 백복령, 택사(약주로 찜), 시호, 진피, 황금, 초두구, 감초, 목향, 청피, 오수유, 황련, 건강(포), 도인에 곤포를 거미[1]

---

1) 거미(去味) : 본래의 약재 구성에서 특정 약재를 빼는 것

✎ 수많은 약을 먹어도 몸이 낫지 않았던 이유

	철 수	영 희	마이클	
주 증상	소화불량	소화불량	소화불량	'A' 약
표현양상	속 쓰림	명치 답답	더부룩	
다른 체질 양상	다한증 갈증 허열이 뜸 정상 체중 남자	두통 스트레스 쥐가 잘 남 저체중 여자	자꾸 졸림 치질 잦은 감기 비만 남자	

'B' 약

약은 '주요 증상'에만 초점을 맞춘 약(A)과 '체질과 몸 상태를 면밀히 검토'한 뒤 처방하는 약(B)으로 나눈다. A와 B 가운데 기본적으로 환자에게 더 적합한 약은 무엇일까?

두말할 나위 없이 B 약이다. A와 같은 약은 쉽게 접할 수 있다는 장점은 있지만, 만성 또는 복합질환 환자에게 있어 몸의 다른 요소를 고려하지 않아 정작 원인이 되는 문제는 그대로 두어 근본적 치료 효과가 나지 않거나 혹은 원하는 치료 효과는 나더라도 장기 복용 시 몸의 다른 부분이 안 좋아지는 결과를 일으킨다. B 약은 한의사가 진찰 후 처방하는 한약을 말한다. 체질과 주변 증세를 고려해 처방하기에 질환이 좋아지면서 전반적인 컨디션도 함께 좋아지고, 치료 효과가 잘 유지된다.

사실 한의학에서도 과거 전문적 의원(醫員)이 없는 지역의 백성들을 위해 주요 증상에만 초점을 맞춰 약을 쓰는 방법을 책으로 만들어 배포하기도 했다. 예를 들어 "배가 아프면 작약(芍藥)이나 건강(乾薑)이나 애엽(艾葉)을 쓰라"와 같은 식이다. 현대에도 주변에 병원이 없거나 병원 운영시간이 아니면 급한 대로 편의점에 가서 편의점 약이라도 사서 복용하는 것과 비슷한 이치이다.

그러나 이런 방식은 급할 때의 임시방편일 뿐, 제대로 된 진찰과 치료는 중요하다. 어떤 환자들은 말한다. 이 진료과, 저 진료과 돌다 보니 약이 한 더미가 되었다고. 그러다 몸이 더 안 좋아져서 상담을 받으니 각각이 말하길 서로 다른 과 약은 먹지 말라고 한다고. 그러면 환자는 어떻게 하라는 것인가? 환자를 종합적으로 보지 않고 한 가지 증상에만 몰두해서 생긴 일이다.

2

밥을 모래알처럼 느끼던 노인

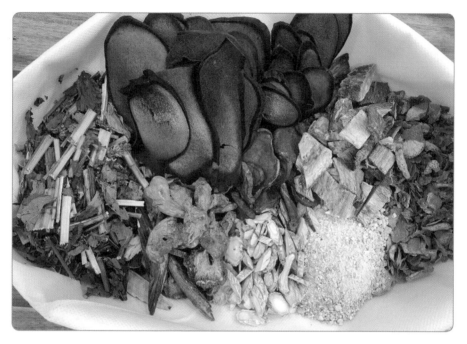

환자가 복용한 한약 사진

　전남에 사는 70대 여성이 딸과 함께 내원했다. 입맛이 없고 변도 시원치 않아 최근 반년 만에 5kg 가까이 체중이 빠졌다. 노인에게 식욕부진이 오면 못 먹는 것만이 문제가 아니다. 가장 먼저 변비가 생긴다. 먹는 것이 없으니 변이 제대로 나올 리 없는 것이다. 기운도 없어지고, 면역력도 떨어진다. 정신적으로도 우울해진다. 이러한 현상은 수명에도 좋지 않다. 물론 귤피차, 칡차 등 식욕을 돋우는 데 도움이 되는 차들을 시도해 볼 수도 있다. 그러나 증세가 심하다면 보다 근본적인 치료가 필요하다.

할머니는 약을 한 제 복용한 뒤 입맛이 좋아지고, 설사도 호전되었다. 건강이 회복되면서 살도 올라오고, 기분까지 좋아졌다고 이야기했다. 듣는 본인도 기분이 좋아지는 말이었다.

▶ 조금 더 알아보실 분만! 사진 속 한약은?

이름: 증손백출산(增損白朮散)
구성: 인삼, 백출(황토와 함께 초), 백복령, 진피, 곽향, 갈근, 목향, 건강(포), 감초에 녹용을 가미

위장을 치료하는 인삼

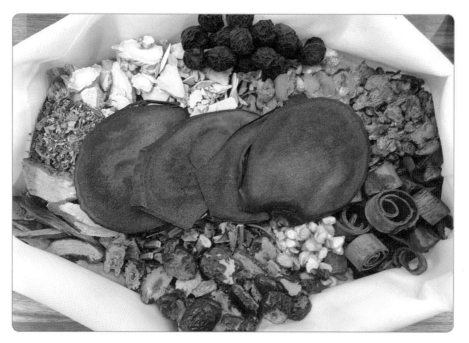

환자가 복용한 한약 사진

30대 중반 여성의 소화장애를 치료하기 위해 '인삼'이 들어간 한약을 처방했다. 인삼은 기력을 보충해 주는 효과가 탁월해 '보약'이라고만 생각하지만, 그 외에도 여러 치료 효능을 가지고 있다.

인삼이 들어간 처방 '인삼양위탕'은 몸이 차갑고 소화가 잘 안 되는 환자에게 두루 사용된다. 이 처방은 소화장애뿐만이 아니라 역류성 식도염, 과민대장 등 다른 위장관 문제까지 치료할 수 있다.

'인삼양위탕'은 '곽향정기산'이라는 처방과 쌍벽을 이룬다. 가장 큰 차이점은 '인삼양위탕'에는 인삼이 있고, '곽향정기산'에는 인삼이 없다는 것이다. 곽향정기산 치료 사례는 뒤에서 찾아볼 수 있다.

▶ 조금 더 알아보실 분만! 사진 속 한약은?

이름: 인삼양위탕(人蔘養胃湯)
구성: 창출(쌀뜨물로 법제), 진피, 후박(생강즙으로 법제), 반하(생강즙으로 법제), 적복령, 곽향, 인삼, 초과, 감초(초), 생강, 대조, 오매에 녹용을 가미

🔍 인삼은 열 많은 사람에게 해롭다?

그렇지 않다. 일례로 인삼이 들어간 '인삼양영탕'은 갱년기로 인한 상열감을 치료한다. '인삼백호탕' 역시 위열증으로 인한 속 쓰림과 상열감을 치료한다. 즉, 인삼과 녹용 등 약재의 사용 여부는 열이 많고 적음에 따라 결정하는 것이 아니라 환자의 종합적 상태에 따라 결정한다.

속이 꽉 막힌 듯 괴로운 역류성 식도염

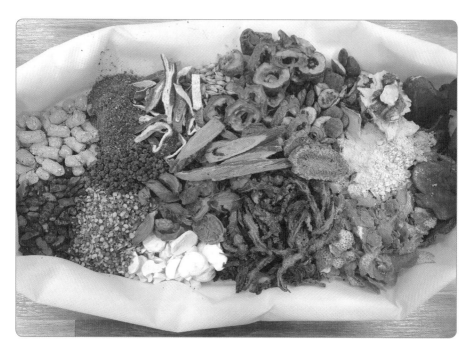

환자가 복용한 한약 사진

평소 역류성 식도염이 있는 30대 초반 여성이 내원했다. 근래 들어 증상이 심해졌고, 속이 꽉 막힌 느낌이 가시지 않는다고 토로했다. 이 질환은 '염증'에 초점을 맞추면 '역류성 식도염'이라 하고, '역류'에 초점을 맞추면 '위식도 역류'라고 한다. 단순히 위산을 중화시키는 것이 아니라 체질 상태를 꼼꼼히 살펴서 원인을 찾아낸 뒤 위산의 역류 자체를 멈추게 하는 치료를 해야 한다.

본 환자는 역류성 식도염 외에 얼굴로 열이 뜨고 땀이 많이 나며, 목에 매핵기 증상이 나타나는 등 여러 방면에서 컨디션이 좋지 않았다. 다행히 한약을 복용한 뒤 역류성 식도염이 호전되고, 다한증도 개선되었다. 체력을 비롯해 몸 상태가 전반적으로 좋아졌다.

▶ 조금 더 알아보실 분만! 사진 속 한약은?

이름: 평간순기보중탕(平肝順気保中湯)
구성: 백출(황토와 함께 초), 향부자(약주로 초), 진피, 천궁, 지실(밀기울과 함께 초), 황련, 신국(초), 반하(생강즙으로 법제), 치자, 나복자, 백복령, 생강, 오수유, 맥아(초), 청피, 사인(초), 감초(초), 목향. 탕전 시 죽력을 추가

과민성대장증후군, 위장관 전체를 살펴 치료하다

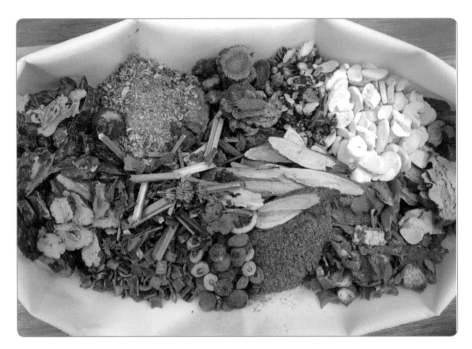

환자가 복용한 한약 사진

　10대 여학생이 극심한 과민성대장증후군으로 내원했다. 과민성대
장증후군은 대장이 과민해지는 질환으로 주요 증상은 배에 가스가
자꾸 차고, 변이 시원하게 나오지 않는 것이다. 진찰해 보니 복부가
전체적으로 긴장되어 있었다. 그뿐만 아니라 가슴 가운데를 눌러보

니 통증이 심했다. 이런 환자는 흉부의 답답함과 복부 전체의 긴장감까지 고려해 치료해야 한다.

한약 복용 후 속이 불편하고 가스가 차는 일이 거의 없어졌다. 변도 이제는 '풀어졌다, 괜찮았다' 하지 않고 일정하게 잘 볼 수 있게 되었다. 그동안 방귀 때문에 여러 사람과 함께 있는 것이 불편했는데 이 또한 개선되었다.

과민성대장증후군이 있는 사람들은 보통 대장에서만 원인을 찾으려 한다. 그러나 이 질환은 위장 전체, 더 나아가 전체적 체질 상태와 관련 있다. 실제로 병세가 심한 환자는 맞지 않는 음식이 혀에 닿기만 해도 배가 불편해짐을 호소한다. 사례의 학생도 이런 점을 고려해 치료하여 좋은 효과를 얻었다.

▶ 조금 더 알아보실 분만! 사진 속 한약은?

이름: 향사양위탕 흉(香砂養胃湯 胸)
구성: 백출, 진피, 반하(생강 법제), 백복령, 향부자, 사인, 목향, 지실, 곽향, 백두구, 감초, 생강, 대조

역류성 식도염과 과민성대장증후군을 동시에

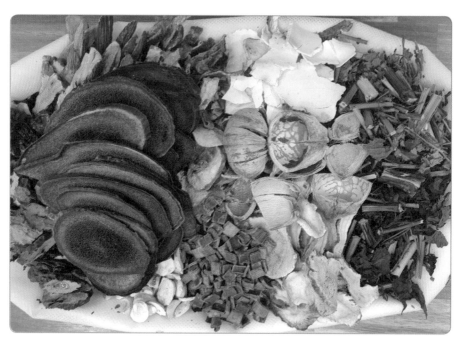

환자가 복용한 한약 사진

　　대장내시경과 위내시경에서 이상 소견이 없는데도 과민성대장증후군을 비롯해 여러 불편 증상을 호소하던 20대 후반 남성을 치료했다. 3개월 동안 위산 중화제를 먹어봤지만 증상에 변화가 없었고, 대장 용종이 있다고 하여 떼어봤지만 역시나 아무런 효과가 없었다.

한약을 복용하는 동시에 잘못된 생활 습관을 구체적으로 지적하여 교정했다. 이후 가스가 차고 방귀가 계속 나오던 과민성대장증후군이 개선되었다. 또한, 수시로 신물이 올라오던 역류성 식도염도 나아졌다. 술을 마시면 꼭 구토로 이어졌는데 이 역시 해결되었다. 그동안 입면장애(入眠障礙)를 앓았는데 건강이 좋아지면서 잠자리에 들면 5분 이내 잠이 들었다. 덕분에 일과 중 졸음을 참을 수 없었던 기면증까지 나아졌다.

식도역류와 과민성대장은 기본적으로 음식에 대한 몸의 '과민반응'이다. '과민반응'이라고 하면 대부분 두드러기 같은 피부 반응을 떠올리지만, 위식도역류나 과민성대장 또한 여기에 속한다. 원인을 모른다고 악화 요일일 뿐인 '스트레스' 문제로 치부해 버려서는 안 된다. 간혹 너무 누워있으면 역류성 식도염이 생긴다고도 하는데, 이 역시 일차적 원인은 아니다. 위산이 올라온다고 해서 단순하게 위산 중화제를 쓰는 것도 옳지 않다. 음식을 소화시켜야 하는 위산을 억지로 중화시키는 것은 반드시 필요한 경우가 아니라면 위의 부담을 가중시킬 뿐이다. 근본적으로 위장관이 과민하지 않도록 한약을 이용하여 체질을 바꿔야 하고, 한의사와의 상담 하에 본인과 맞는 적절한 식이를 하는 것이 바람직하다.

> ▶ 조금 더 알아보실 분만! 사진 속 한약은?
>
> 이름: 곽향정기산(藿香正気散)
> 구성: 곽향, 자소엽, 백지, 대복피, 백복령, 후박(생강즙으로 법제), 백출, 진피, 반하(생강즙으로 법제), 길경, 감초(초), 생강, 대조에 녹용을 가미

✎ 한약 GMP란?

식약처는 2015년 한약재 GMP(Good Manufacturing Practice)를 모든 한약재 제조업소에 의무화시켰다. 이에 보다 더 규격화되고, 위생적인 한약재의 생산 및 관리가 가능해졌다.

한약재 GMP란 환자들이 안심하고 한약을 복용할 수 있도록 마련된 한약재 생산 기준이다. 제조소의 구조와 설비는 물론 원료 구입부터 제품 출하까지 모든 공정이 체계적으로 관리되고 있다는 뜻이다. 아울러 한약재 제조에 사용되는 원료 약품 및 자재, 제조가 완료된 완제품은 필요한 품질검사를 받는다.

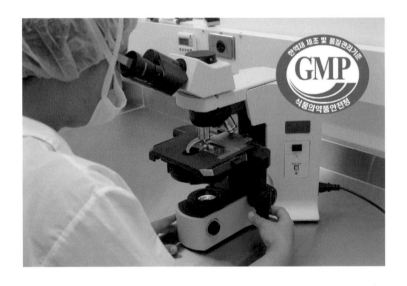

7

명치가 답답한 것의 원인을 찾아 치료하다

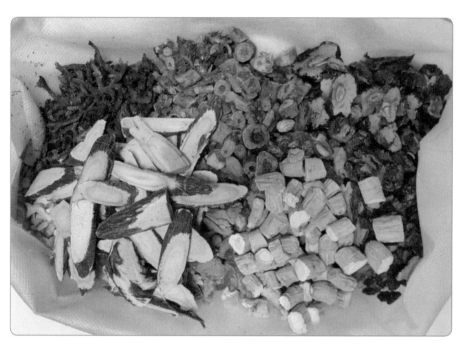

환자가 복용한 한약 사진

명치를 중심으로 가슴 전반이 답답하고 소화가 잘되지 않아 힘들어하던 30대 후반 남성이 내원했다. 직업은 일반 사무직이었는데 스트레스가 매우 심하며 피로감도 높았다.

명치가 갑갑한 느낌은 위(胃)와 심장 문제로 생길 때가 많다. 위와 심장에 문제가 생기면 위뿐만 아니라 주변에 있는 다른 근육들까지 긴장한다. 그로 인해 숨을 쉬기 힘들다는 환자도 있고, 등 통증을 호소하는 예도 있다. 오래되면 등이 굽는 등 척추의 변형이 오기도 한다.

환자분은 한약 복용 후 명치 갑갑함이 없어지고, 소화 기능도 좋아졌다. 업무량이 증가했음에도 피곤함은 줄어들었다. 이후로도 체력을 관리하기 위해 한약을 계속해 복용하기로 했다.

▶ 조금 더 알아보실 분만! 사진 속 한약은?

이름: 반하사심탕(半夏瀉心湯)
구성: 반하(생강으로 법제), 인삼, 황련, 황금, 건강(포), 생강, 감초, 대조

8

담낭을 절제한 환자도, 소화 기능이 좋아질 수 있다

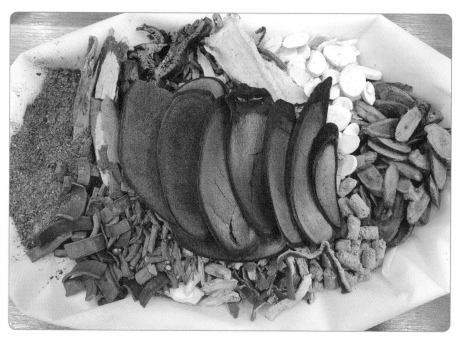

환자가 복용한 한약 사진

소화불량에 시달리는 70대 후반 할아버지의 치료 사례이다. 담낭 절제 수술을 한 터라 소화 기능이 떨어지면서 기력까지 쇠약해졌다. 속이 더부룩하고 땀도 많이 흘렀다.

담낭은 간에서 내려오는 담즙을 모아두었다가 필요할 때 분비하는 기관이다. 담낭이 없다고 담즙이 나오지 않는 것은 아니지만, 필요할 때 '적절히' 배출하는 기능에 장애가 오기 때문에 소화에 지장을 준다.

간혹 담즙은 십이지장으로 배출되어 소화와 무관하다고 생각할 수 있지만, 그렇지 않다. 우리가 느끼는 '소화'는 위장 전체의 상태와 관련 있으며, 위만 따로 떼서 보더라도 위와 장은 유기적으로 연동되어 있어 장에 문제가 있으면 위도 긴장하게 된다.

한약을 복용한다고 없어진 담낭이 돌아오지는 않는다. 그러나 위장 기능과 간 기능을 최대한 원활하게 해줌으로써 잃어버린 담낭의 기능을 보완할 수 있다. 환자분은 한약 복용 이후 소화가 잘되고, 땀도 줄어들었다. 배가 빵빵해서 불편했던 것도 개선되었다. 전반적으로 컨디션이 좋아지면서 안색도 밝아졌다.

> ▶ **조금 더 알아보실 분만! 사진 속 한약은?**
>
> 이름: 승양순기탕(升陽順気湯)
> 구성: 황기(꿀과 함께 초), 반하(생강즙으로 법제), 초두구, 신국(초), 당귀, 진피, 인삼, 승마(약주로 초), 시호(약주로 초), 감초, 황백(소금물로 초), 생강에 녹용을 가미

9

허약해도 소화불량이 생긴다

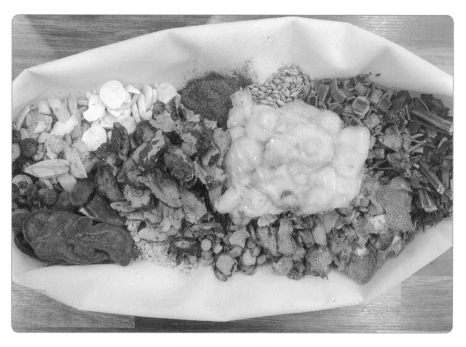

환자가 복용한 한약 사진

소화 기능이 많이 떨어진 30대 남성이 내원했다. 조금만 먹어도 배가 부르고, 좀처럼 살도 찌지 않았다. 환자분에게 비위를 보호해 주면서 음식을 잘 소화할 수 있도록 '식상보익지제(食傷補益之劑)'를 처방했다.

같은 '소화불량'이라도 원인은 다양하다. 또한, 원인에 따라 더부룩함, 조임, 쓰림 등 그 양상도 다양하다. 이 환자의 경우에는 소화 기능이 허약해서 생긴 소화불량으로 진단하고 치료하여 좋은 결과를 얻었다.

▶ **조금 더 알아보실 분만! 사진 속 한약은?**

이름: 성비육위탕(醒脾育胃湯)
구성: 인삼, 백출(황토와 함께 초), 백복령, 반하(생강즙으로 법제), 사인, 백작약(약주로 초), 맥아(초), 창출(쌀뜨물로 법제), 후박(생강즙으로 법제), 곽향, 진피, 지실(초), 생강, 대조

✐ 올바른 걷기는 따로 있다

하루에 두 시간씩 걷기 운동을 하는데도 소화 기능이 약하고, 복부비만이 심한 환자가 있었다. 걷는 시간대를 묻자 "식사 후 30분간 누워있다가 소화가 되었다고 생각될 때 걷는다."라고 답했다. 이는 완전히 잘못된 방법이다. 가장 중요한 때에 누워만 있으니, 나중에 걸은 들 무슨 소용이 있는가! 식사 직후에는 걸어야 한다. 똑같은 걷기를 하더라도 식사 직후에 하는 것이 가장 효과적이다. 이는 식사 후 부담받는 위 기능을 도와주고, 먹은 것이 노폐물이 되지 않고 신체 에너지로 갈 수 있게 한다. 이처럼 적절한 시간에 걷는 것이 바로 건강을 위한 올바른 걷기이다. 식사마다 30~40분씩 걸으면 된다. 걷는 게 익숙하지 않은 분들은 10분 정도로 시작해서 조금씩 시간을 늘려가는 것도 방법이다.

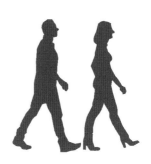

간헐적 폭식으로 생긴 위장장애

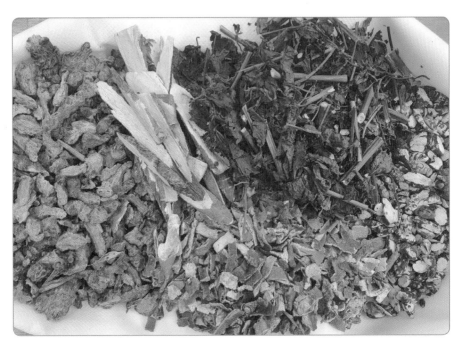

환자가 복용한 한약 사진

위장장애가 있는 70대 여성분은 평소 간헐적 폭식을 해왔다. 운동을 심하게 하는 날이면 트림이 올라오고 속이 쓰리고 따가웠다. 튀김등 기름지고 자극적인 것을 먹어도 속이 안 좋았다. 배가 항상 더부룩하고 속이 좀처럼 꺼지지 않았다.

뭐든지 적절한 것이 좋다. 간헐적으로 폭식을 하면 준비가 되지 않은 위장에 갑자기 스트레스를 주는 것과 같다. 물론, 계속된 폭식도 좋지 않다. 결론적으로 폭식 자체를 피해야 한다.

환자분에게 '향소산'을 처방한 결과 소화 기능이 좋아지고, 더부룩한 속도 편안해졌다. 목에 가래가 끼는 증상도 호전되었다. 변이 덜 묽어졌으며, 평소 아팠던 무릎까지 나았다.

▶ 조금 더 알아보실 분만! 사진 속 한약은?

이름: 향소산(香蘇散)
구성: 향부자(약주로 초), 자소엽, 창출(쌀뜨물로 법제), 진피, 감초

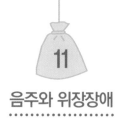

음주와 위장장애

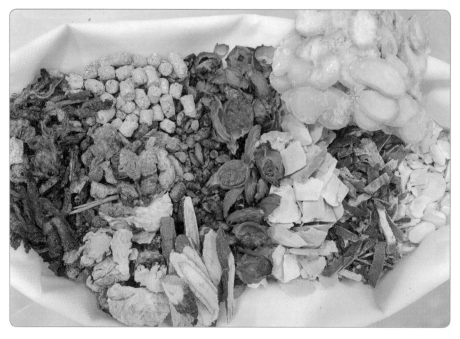

환자가 복용한 한약 사진

술을 마시면 위가 아프고 쓰리다는 50대 초반 남성이 내원했다. 언젠가부터 블랙아웃이 되는 일이 잦아졌다. 술을 마시지 않아도 위가 안 좋고 트림이 자주 나왔다. 또한, 장이 나빠 방귀도 자주 나왔다. 얼굴도 수시로 붉어졌고, 조금만 긴장하면 땀도 많이 나왔다.

아픈 위에 초점을 맞춰 한약을 처방했다. 결과적으로 위와 장이 좋아지면서 컨디션이 회복되었다. 잠도 잘 자는 등 몸의 제반 증상이 호전되었다.

몸이 좋아지고 위가 안 아프게 되자 음주 횟수가 늘었다고 한다. 예전보다는 술이 몸에 해를 덜 주겠지만, 그럼에도 건강을 위해서는 절주해야 한다고 권고드렸다.

'술' 하면 보통 '간'을 먼저 떠올리지만, 한 연구에 따르면 과음자의 위식도암 발생 확률은 간암보다 높았다. 과식만 해도 위암 확률이 증가하는데, 자극적인 알코올이 위에 부담을 주는 것은 너무도 당연한 일이다. 술은, 그 외에도 대사되는 전 과정에서 우리 몸 전반에 부담을 준다. 그러므로 술은 과하지 않는 게 좋다. 만약 피치 못하게 술을 자주 마셔야 한다면 술에 강한 체질이라도 만들어 두자.

▶ 조금 더 알아보실 분만! 사진 속 한약은?

이름: 증미이진탕(增味二陳湯)
구성: 향부자(약주로 초), 신국(초), 지실(밀기울과 함께 초), 반하(생강즙으로 법제), 천궁, 백작약(약주로 초), 치자(초), 진피, 적복령, 생강, 창출(쌀뜨물로 법제)

✎ 한의학은 무엇인가요?

1300년대에 만들어진 의서 『세의득효방(世醫得效方)』에는 "내장과 뱃가죽이 찢겼을 때는 삼끈으로 만든 실이나 상백피의 끝에서 뽑은 실에 화예석산을 묻혀 속에서부터 꿰맨다. 내장은 윤활유를 발라 배 속에 넣고 뱃가죽을 꿰맨다."와 같은 내용이 있다. 그 외에도, "뼈가 부스러졌을 때는 마비약을 먹이고 칼로 쨌다. 심하면 가위로 뼈 끝을 잘라 살을 다치지 않게 한다."라든지, "뼈를 잡아 관절에 넣은 후에는 대쪽으로 한쪽만 집어 고정시키고 다른 쪽은 고정시키지 않아 굽히고 펼 수 있게 한다."와 같은 내용도 있다.

위 내용은 조선 시대 의관 허준의 의서 『동의보감(東醫寶鑑)』에도 기록되어 있다. 이렇듯 한의학은 수술, 각종 교정요법, 한약, 침 치료, 정신상담, 전염병의 방역, 의료도구의 개발 등 의학의 전반을 관장해 왔다. 그러나 일제강점기와 미국의 군사통치를 거치며 서양의학이 의료제도의 중심을 이루기 시작했다. 뒤이어 한의대가 개교함에 따라 교육과정에서는 전반적인 내용을 모두 다루기는 하였지만, 실제 임상에서는 서양의학에서 다루지 않는 침, 한약, 추나 중심으로 치료를 담당해 나갔다. 물론, 한의학의 꽃은 이러한 한약이나 침술과 같은 것들이다. 그러나 '한의학'이 다루는 범위에 대해 지나치게 좁게 알고 있는 사람들이 많아, 이를 바로잡고자 짧은 글을 남긴다.

몸의 한기(寒氣)와 만성설사

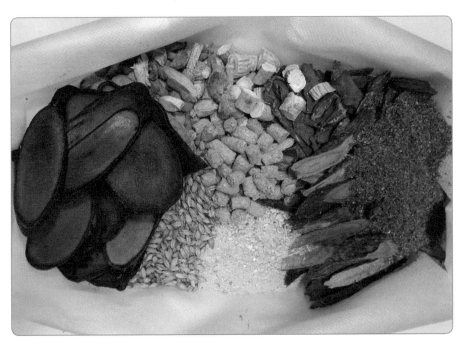

환자가 복용한 한약 사진

젊은 사람들은 비교적 본인의 건강을 과신하는 경향이 있다. 그런데 어느 날 건강 이상을 직감한 한 젊은 환자가 내원했다. 기온이 20도가 넘은 날씨에도 니트를 입을 정도로 추위를 느꼈고, 항상 변이 묽었으며 설사를 자주 했다. 최근 이상스럽게 한기가 더 들었고, 비염과 다크서클도 심했다. 그리고 조금만 맵거나 자극적인 음식을 먹으면 혓바늘이 돋았다.

치료를 위해 위장을 따뜻하게 하는 한약을 처방했다. 몸이 좋아지는 것을 느낀 환자분은 약을 지속적으로 복용했다. 덕분에 추위를 타는 것과 설사하는 것이 모두 좋아졌다. 전에는 찬바람을 조금만 쐬어도 몸이 안 좋았는데, 이제는 에어컨 바람이 시원하게 느껴질 정도로 좋아졌다! 또 전과는 다르게 술을 마시지 않아도 숙면을 취할수 있게 되었다.

▶ **조금 더 알아보실 분만! 사진 속 한약은?**

이름: 팔미이중환(八味理中丸)
구성: 백출(황토와 함께 초), 감초(초), 인삼, 건강(포), 사인, 백복령, 신국(초), 맥아(초)에 녹용을 가미

✎ 지사제, 함부로 먹지 마세요

설사를 멈추기 위해 지사제를 함부로 먹으면 오히려 건강에 해로울 수 있다. 설사는 몸에서 무언가를 배출하기 위한 자연스러운 현상이기 때문이다. 바이러스, 세균, 또는 곰팡이 같은 외부 물질을 배출하고 싶어서일 수도 있고, 몸에 이상이 있어서 정상적인 음식도 유지하기 힘들어서일 수도 있다.

원인이 외부 물질의 배출이라면 몸의 독소를 빼내 주는 한약을 복용해서 원활히 배출이 잘 되게 도와주어야 하고, 원인이 몸의 이상이라면 몸 상태를 개선하는 한약을 복용해서 음식을 잘 유지하고 소화 흡수할 수 있도록 한다.

뉴시스 2018.05.27. 네이버뉴스
[알아봅시다]식중독 증상 있다고 '지사제' 함부로 사용하면 위험
◇항구토제, 지사제 함부로 사용 말아야 식중독 증상인 구토는 위장 내 독소를 체외로 배출하는 반응이고, 설사는 장내 독소를 씻어내는 반응이므로 설사 증상이 심하다고 지사제를 함부로 사용하면 장 속에 있는 독소나...

문화일보 20면 TOP 2018.05.15. 네이버뉴스
식중독으로 설사·구토할 때 지사제 함부로 쓰면 더 탈나
항구토제, 지사제는 함부로 쓰면 안 된다. 식중독 증상인 구토는 위장의 독소를 몸 밖으로 배출하는 반응이고, 설사는 장내 독소를 씻어내는 반응이다. 설사 증상이...

아시아경제 2018.05.13. 네이버뉴스
[건강을 읽다]봄철에도 식중독 주의..."지사제 함부로 사용하지 말아야"
이 때 항구토제나 지사제를 함부로 사용하지 말아야 한다. 김선미 고대구로병원 가정의학과 교수는 "식중독 증상인 구토는 위장 내 독소를 체외로 배출하고 설사는 장 내 독소를 씻어내는 반응"이라며 "설사 증상이...

때이른 더위에 식중독 '비상'...약 함부로 복... 이데일리 2018.05.13. 네이버뉴스

SBS CNBC 2015.08.06. 네이버뉴스
식중독 증상완화를 위한 방법, 지사제 함부로 먹지 마세요
식중독으로 설사하게 될 경우 지사제를 함부로 복용하면 오히려 증세가 악화될 수 있으므로 끓인 보리차 물 1000cc에 설탕 2티스푼과 소금 2분의 1티스푼을 넣어 ...

노인의 변비는 젊은 사람의 변비와 다르다

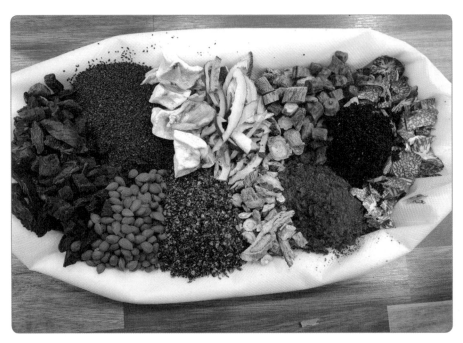

환자가 복용한 한약 사진

기력이 없어 걷지 못하는 90대 후반 할머니가 휠체어를 타고 내원했다. 그리고 변비가 매우 심한데 변비약도 듣지 않아 효심 깊은 아들이 주에 몇 번씩 관장을 해드렸다고 한다.

젊은 사람들의 변비는 대체로 스트레스나 식·생활 습관이 문제이지만, 노인들의 변비는 음식을 적게 먹거나 위장관에 탄력이 떨어져서 생기는 경우가 많다. 동시에 젊은 사람에게 하듯이 강한 약을 쓰지 못하니, 노인에게 적합한 부드러우면서도 효과 좋은 약을 사용해야 한다.

환자분은 한약을 복용한 후 뭘 먹어도 안 되던 고질적인 변이 묽어질 정도로 많이 나왔다고 했다. 처음에는 이런 식으로 하루 수차례를 보았고, 이내 정상 변이 되었다. 휠체어를 타고 다닐 정도로 없던 기운도 생겨났고, 낮잠도 예전보다 덜 주무시게 되었다.

▶ 조금 더 알아보실 분만! 사진 속 한약은?

이름: 소풍순기원(疏風順気元)
구성: 대황(약주로 찜), 차전자(초), 욱리인, 빈랑, 마자인(초), 토사자(약주로 찜), 우슬(약주로 적심), 산약, 산수유, 지각, 방풍, 독활

스트레스, 근심, 걱정, 우울감 등 우리의 정신 문제는 만병의 근원이다. 마음이 건강할 때 몸도 건강해진다. 그러나 자의적인 노력으로 마음을 편하게 하는 것은 결코 쉬운 일이 아니다. 이때는 관점을 변화시키는 것이 효과적이다. 스트레스를 줄이기 위해 노력하기보다는 스트레스에 강한, 건강한 몸을 만들기 위해 노력하는 것이다.

마음이 몸에 영향을 주듯, 몸도 마음에 영향을 준다. 우리가 몸이 힘들 때 똑같은 일, 똑같은 말을 더 예민하게 받아들이듯이. 그러니 본인의 마음이 마음대로 잘 안 될 때는 먼저 마음을 그렇게 만드는 어떤 체질적 문제가 있는지 진찰받아 보자.

2장

마음건강 진료일기

30년 된 불안증을 치료하다

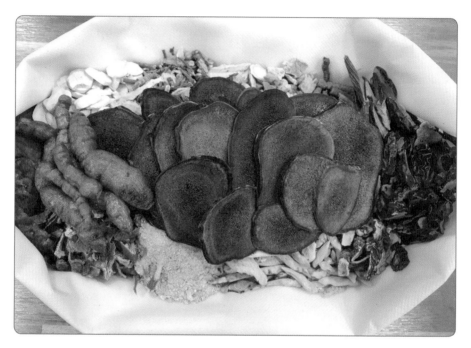

환자가 복용한 한약 사진

오랫동안 이유 없이 불안을 느끼던 40대 여성이다. 집 근처에서 들리는 작은 소음에도 불안하고 어지러웠으며, 근육도 많이 긴장되었다. 최근에는 지하철을 타기 위해 나가던 중에 가슴이 답답하고 속이 메스꺼워지며, 식은땀이 흘러 집으로 돌아왔다고 한다.

환자분은 30여 년간 불안증이 고착되어 있어서 치료에 6개월의 시간이 소요되었다. 다행히 치료에 반응이 빠른 편이어서 증상은 거의 다 좋아졌다. 이제는 치료받지 않아도 잘 살 수 있을 것 같다며 좋아했다. 재미있는 점은 몸이 좋아지면서 얼굴의 기미도 많이 사라졌다는 것이다. 그리고 수년이 지난 지금까지 재발하지 않고 있다.

환자분이 느낀 불안의 원인은 무엇이었을까? 그 뿌리는 '체질'에 있다. 체질마다 성격이 다르듯이 체질이 약해졌을 때 생기는 정신적 증상도 다르다. 물론 증상을 유발하는 특정한 사건이 원인이 되는 경우도 있다. 이 환자도 어릴 때 소리 때문에 크게 놀랐던 경험이 있다고 했다. 그러나 모두 체질의 약한 측면을 파고들어 질환이 생기는 것이기 때문에 공통적으로 체질을 강화하는 것이 중요하다.

▶ 조금 더 알아보실 분만! 사진 속 한약은?

이름: 자음건비탕(滋陰健脾湯)
구성: 백출(황토와 함께 초), 진피, 반하(생강즙으로 법제), 백복령, 당귀, 백작약(약주로 초), 생지황, 인삼, 복신, 맥문동, 원지(감초물로 법제), 천궁, 감초(초), 생강, 대조에 녹용을 가미

2
총명탕만큼이나 유명한 귀비탕
....

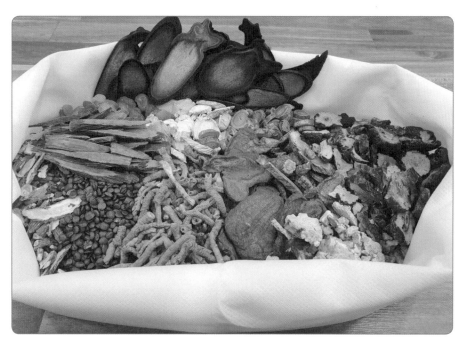

환자가 복용한 한약 사진

  85세 할머니가 몸에 힘이 없고 피곤하며, 자꾸 예민해진다고 한약
처방을 요청했다. 진찰해 보니 환자분에게 딱 맞는 한약은 '귀비탕'이
었다. 귀비탕은 기본적으로 건망증을 치료하고 머리를 맑게 해주며,
예민한 것을 가라앉혀주고 마음을 편안하게 도와주는 약이다. 몸을

보(補)하는 효과도 탁월하여 피곤증을 포함해 환자분이 호소하던 증상 대다수가 사라졌다.

귀비탕에는 얼마 전 뉴스에 나온 '산조인'이라는 약재가 들어간다. 정품 산조인인 '원산조인' 대신에 값싼 '면산조인'이 시중에 돌아다닌다는 내용이었다. '면산조인'도 산조인의 품종 중 하나인데, 쓴다고 문제가 되는 것처럼 오해할만한 소지가 있는 뉴스였다. 다만, '원산조인'이 산조인 본연의 효과를 내기 더욱 적합하다는 것은 사실이다. 본원에서 치료용으로 쓰는 산조인도 모두 '원산조인'이다.

▶ 조금 더 알아보실 분만! 사진 속 한약은?

이름: 귀비탕(歸脾湯)
구성: 당귀, 용안육, 산조인(초), 원지(감초생강 법제), 임산, 황기(꿀과 함께 초), 백출(황토로 초), 복신, 목향, 감초(초), 생강, 대조에 녹용을 가미

3

산란한 마음이 불면증을 부르다

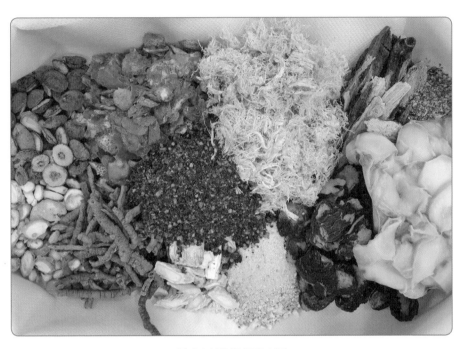

환자가 복용한 한약 사진

  잠만 자려고 하면 생각이 생각에 꼬리를 물어 잠이 들지 않아 내원한 80대 할아버지에게 '가미온담탕'을 처방하여 불면증을 치료했다. 나이가 들수록 잠이 줄어드는 것은 자연스러운 일이다. 그렇지만 잠이 잘 오지 않거나, 자다가 잘 깨거나, 수면 시간이 지나치게 줄어들었다면, 그것은 정상에서 벗어난 것으로 치료를 받아야 한다. 잠을 못 자는 것은 그 자체만으로도 괴로운 일이다. 나아가 몸이 재충전할 수 있는 시간이 줄어들어 각종 질환이 발생할 수 있다.

사람마다, 나이마다 차이는 있지만 정상 성인의 이상적인 수면 시간은 하루 6~8시간 정도이다. 이 시간을 벗어나 지나치게 잠이 적거나 지나치게 잠이 많다면 몸에 어떤 문제가 있는지 진찰받아 보길 권한다.

▶ 조금 더 알아보실 분만! 사진 속 한약은?

이름: 가미온담탕 몽(加味溫胆湯 夢)
구성: 반하(생강즙으로 법제), 진피, 죽여, 지실, 산조인(초), 원지(감초, 생강 법제), 오미자, 인삼, 숙지황, 백복령, 감초, 생강, 대조

🔍 밥상 위의 한약재

한약재는 일상생활에서 우리가 먹는 밥상 위에도 가득하다. 아래에 대표적인 예 몇 가지를 가져와 보았다.

	현미	우리가 매일 먹는 쌀도 한약재이다! 이 현미의 약재명은 '갱미'이다. 달여 먹으면 속을 편하게 하고 장을 건강하게 해준다.
	도라지	목에 좋기로 유명한 도라지의 약재명은 '길경'이다.
	율무	율무차에 들어가는 율무의 약재명은 '의이인'이다. 부기를 빼주는 것으로 유명하다.

	검은깨	검은 깨의 약재명은 '호마'이다. 체력 회복에 도움을 준다.
	연근	연근의 약재명은 음식명 그대로 '연근'이다. 피를 맑게 해주고, 술독을 풀며, 갈증을 줄여준다.

　물론, 약재로 사용하는 것들은 더 엄밀한 유효성분 검사와 안전성 검사를 통과한 것들이므로 우리가 밥으로 먹는 것과 등급의 차이는 있다. 그러나 우리의 일상생활 속에도 한약재로 쓰이는 건강에 좋은 음식들이 가득하다는 사실, 그 자체만으로도 마음이 든든한 일이다.

4

허번(虛煩)에 의한 불면증
. . . .

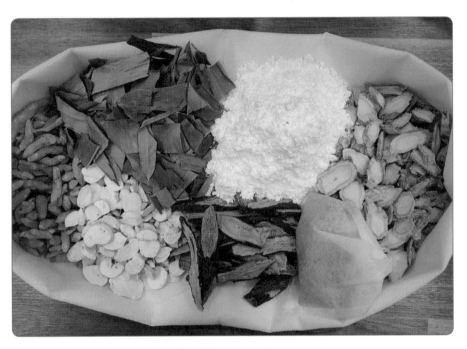

환자가 복용한 한약 사진

불면증과 소화불량을 앓던 50대 여성이 몸은 찬데, 거꾸로 속에서는 열이 난다고 호소했다. 진찰 결과 상체로 열이 뜨는 '허번증'이었다. '허번'이란 '가슴에 열이 있는 듯 없는 듯 답답하며 편치 않은 상태'를 말한다. 이처럼 같은 불면증이라도 원인 파악을 정확히 해야 한다.

환자는 약을 모두 복용한 후 잠을 깊이 자게 되었고, 소화불량과 잦은 트림도 좋아졌다. 간혹 머리가 아플 때가 있었는데, 이 역시 좋아졌다. 툭하면 몸에 열이 나던 느낌도 한약을 복용한 이후로는 한 번도 느끼지 못했다고 한다.

▶ **조금 더 알아보실 분만! 사진 속 한약은?**

이름: 죽엽석고탕(竹葉石膏湯)
구성: 석고, 인삼, 맥문동, 반하(생각으로 법제), 감초, 죽엽, 갱미. 탕전 시 생강즙을 추가

5
심장 두근거림과 불안함

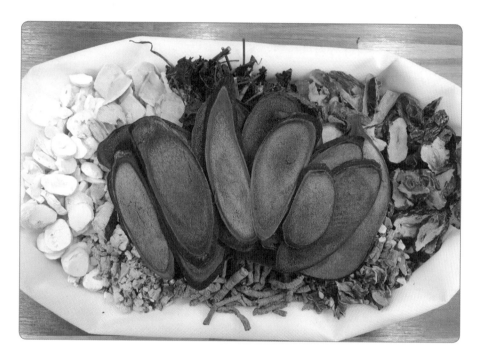

환자가 복용한 한약 사진

50대 초반 여성이 이유 없이 불안하고 심장이 강하게 두근거린다며 불편을 호소했다. 그럴 때마다 목에 가래가 걸린 느낌이 난다고 덧붙였다. 또한, 머릿속에 한 번 부정적인 생각이 떠오르면 생각이 꼬리에 꼬리를 물어 고통스럽다고 했다.

이 환자의 증상처럼 심장이 비정상적으로 뛰는 증상을 가리켜 심계(心悸)라고 한다. 환자에게는 심계를 동반한 불안증을 치료하는 약을 투여했다. 한약을 복용한 후 두근거림이 없어지고, 마음이 편안해졌다. 환자분은 두 자녀의 어머니였는데, 어머니의 마음건강이 안정되면서 자녀의 정서까지 안정적으로 변해갔다.

심장은 필요에 따라 더 활발한 활동을 하게끔 설정되어 있어서, 불안을 느끼거나 긴장하면 심장도 무엇인가를 해야 하는 줄 알고 두근거리기 시작한다. 이런 상태가 지속되는 것은 그 자체로도 병이고, 추가적인 에너지 소모를 불러일으킴으로써 갈수록 몸을 더 약하게 만든다. 혼자 가라앉히기는 어려운 경우가 많아 조기에 치료를 시작하는 것이 좋다.

▶ **조금 더 알아보실 분만! 사진 속 한약은?**

이름: 가미사칠탕 신(加味四七湯 神)
구성: 반하(생강즙으로 법제), 적복령, 후박(생강즙으로 법제), 복신, 자소엽, 원지(감초, 생강즙으로 법제), 감초(초), 생강, 대조, 석창포에 녹용을 가미

✎ 한약 치료의 효과를 높이는 방법

진찰 시 한의사에게 본인의 지병, 수술 이력 등 건강과 관련된 모든 정보를 제공하는 것이 좋다. 병원에서 처방받아 복용 중인 약이 있다면, 약 봉투에 성분이 적혀있으므로 약 봉투를 보여주면 좋다. 앓고 있는 중증 또는 만성질환이 있다면 진료확인서 또는 소견서를 발부받아 정확한 병명을 전달한다. 그 외에도 '구태여 이 말을 할 필요가 있을까?' 싶은 것까지 모두 말하면 좋다.

남편을 잃은 슬픔을 달래다

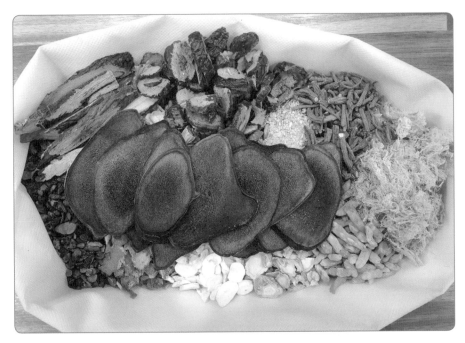

환자가 복용한 한약 사진

남편과 사별하고 슬픔을 달래지 못하던 70대 여성이 내원했다. 슬픔이 너무 커서 마음을 추스를 수 없었다. 장례를 치르는 동안도 고생이 심했고, 이동 과정에서 오랫동안 차를 탄 터라 허리까지 아프기 시작했다. 뭐라 위로드릴 수가 없었다. 할 수 있는 최선을 다해 약을 처방할 뿐이었다. 다행히 한약을 복용한 후 마음이 많이 진정되고, 허리 통증도 줄어들었다. 앓고 있던 두통과 어지러움도 호전되었다. 8년 전 한쪽 신장 제거 수술을 한 상태여서 그 상태에도 도움이 될 수 있도록 약을 더 신중히 썼던 기억이 난다.

우리가 놀랐을 때 청심환을 복용하듯이, 각각의 정서 상태일 때 이를 해결하는 한약이 있다. 이러한 약들은 마음을 달래줌과 동시에, 몸의 체력을 길러주어 마음을 담는 그릇을 크게 만들어 주는 의미도 있다. 마음이 우울할 때 상큼한 디저트를 먹음으로써 기분이 좋아진 적이 있는가? 음식도 그런데, 하물며 좋은 약의 효과는 말할 나위가 없다.

▶ 조금 더 알아보실 분만! 사진 속 한약은?

이름: 가미온담탕 신(加味溫胆湯 神)
구성: 향부자(약주로 초), 진피, 반하(생강 법제), 지실(밀기울과 함께 초), 죽여, 인삼, 백복령, 시호, 맥문동, 길경, 감초, 생강, 대조에 녹용을 가미

혈액순환을 방해하는 스트레스

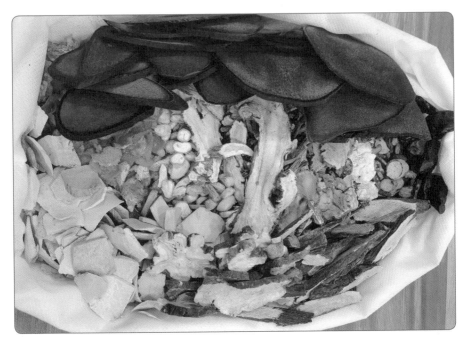

환자가 복용한 한약 사진

　30대 중반 여성 환자가 내원했다. 스트레스를 심하게 받는 편인데 그럴 때마다 팔다리가 저리고 붓는 등 혈액순환에 어려움을 겪었다. 피로도 역시 높았다. 이 환자분처럼 혈액순환이 원활하지 않으면 몸에 피로감을 주고, 감각 이상을 만들며 몸을 붓게 하기도 한다. 이러한 혈액순환 문제는 다양한 원인으로 생기지만, 스트레스도 주요 원인 중 하나이다.

그러나 스트레스는 내 의지로 조절하기 어렵다. 안 받으려 해도 잘 안 된다. 오히려 그러한 노력이 이차적 스트레스를 불러오기도 한다. 그러니 혼자서 너무 애쓰지 말고, 따뜻한 한약으로 몸과 마음을 녹여보기를 권한다.

▶ 조금 더 알아보실 분만! 사진 속 한약은?

이름: 이사탕(二四湯)
구성: 숙지황, 백작약(약주로 초), 천궁, 당귀, 반하(생강 법제), 진피, 적복령, 감초, 생강에 녹용, 백출을 가미

각종 통증으로 고생하는 사람들이 참 많다. 통증에는 젊은이들이 많이 겪는 담 결리는 증상부터, 인대 손상, 근육 손상, 디스크로 인한 통증 등이 있다. 통풍, 류머티스 관절염, 강직성 척추염 등으로 인한 만성 반복성 통증과 노인들의 퇴행성 관절염, 협착증 등도 있다. 이 밖에 팔다리 저림, 긴장성 두통과 같은 말초신경성 통증, 그리고 내부 장기의 문제로 생기는 통증도 있다.

그러나 통증은 본래 우리의 몸을 방어하기 위한 증상이다. '여기가 아프니 봐 달라'는 신호이다. 즉, 통증을 바라볼 때는 통증 그 자체뿐만 아니라, 몸에서 열심히 통증 신호를 보내 알려주려 하는 그 원인 요소를 보아야 한다. 그래서 한의학에서 쓰는 '진통약'은 대부분 '통증 감각을 차단'하는 게 아니라 '원인 해결과 진통(鎭痛)을 동시에' 하는 약이다.

이번 장에서는 통증을 동반하는 다양한 질환에 관한 치료 사례를 살펴보고자 한다.

팔다리 저림, 원인에 따라 치료하다

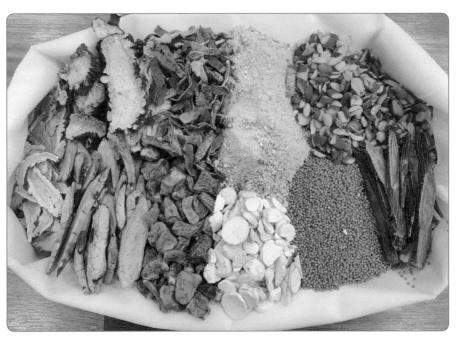

환자가 복용한 한약 사진

　팔다리의 좌우 중에서 한쪽만 저리다면 목 디스크 등 척추 구조에 이상이 생긴 것일 수 있지만, 양쪽이 모두 저리면 우선 혈액순환을 살펴야 한다. 내원한 40대 여성 환자분이 이런 유형이었다. 양 팔다리가 모두 저린 느낌이 들고, 아침에는 잘 붓는 느낌이라고 했다. 진찰을 받고 한약을 성실하게 복용한 뒤 팔다리 저림, 피로, 근육 뭉침이 개선되었다.

몸에 좋은 음식을 먹고, 여러 가지 운동을 하는데도 혈액순환이 잘 안 되는 느낌이 계속 든다는 분들이 참 많다. 그럴 때는 안 된다고 포기하지 말고 한의사를 찾아오는 것이 좋다. 일단 한번 내원한다면 생활에서 어떤 부분을 중점으로 개선해야 할지 배울 수 있고, 본인에게 맞는 적절한 약 처방도 받을 수 있다.

▶ 조금 더 알아보실 분만! 사진 속 한약은?

이름: 쌍합탕(双合湯)
구성: 당귀, 천궁, 백작약(약주로 초함), 건지황, 진피, 반하(생강즙으로 법제), 백복령, 백개자, 도인, 홍화(약주로 적심), 감초(초), 탕전 시 죽력, 생강즙을 추가

따뜻하게 하는 약으로 허리 통증을 치료하다

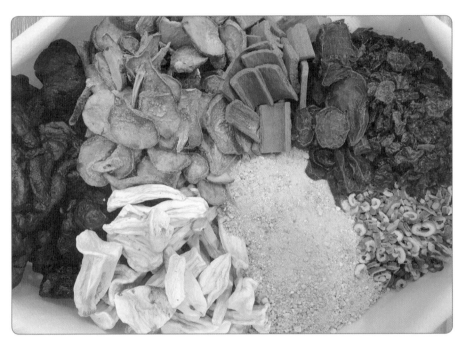

환자가 복용한 한약 사진

허리 통증으로 내원한 80대 할머니가 있었다. 진맥하면서 이리저리 물어보니 소변을 시원하게 보지 못하고, 식사를 제대로 못 하며, 잘 때 식은땀을 흘리는 등 여러 가지 다른 증상도 갖고 있었다. 가장 중요한 허리 통증의 양상을 물어보니 통증이 매우 심한데, 온찜질을 하면 조금 덜 하다고 했다. 신허요통(腎虛腰痛)[2]이었다. 한약을 복용한 뒤 허리 통증이 완화되었고, 소변 문제 등 여러 가지 증상들이 함께 호전되었다. 다행히 뼈의 퇴행보다는 체질 문제로 허리가 아픈 경우라 비교적 치료가 수월했다.

과거 몸을 보살필 여력이 없어서 건강을 방치한 어르신들이 참 많다. 어르신들도, 젊은 우리도 지금부터라도 잘 관리해야 한다. 꼭 자세 교정이나 운동 같은 것뿐만이 아니다. 우리의 뼛속에도 혈액이 흐르고, 이에 따라 우리 몸의 전반적 컨디션이 뼈 건강에도 많은 영향을 준다는 사실을 알고 있는가? 나쁜 습관이나 만성피로 같은 것들도 척추의 퇴행이나 통증을 부추긴다. 그러므로 건강에 관해서는 어떤 부분이든 항상 잘 챙기도록 하자.

> ▶ 조금 더 알아보실 분만! 사진 속 한약은?

이름: 팔미원(八味元)
구성: 숙지황, 산약, 산수유, 택사(약주로 찜), 목단피, 백복령, 부자(포), 육계

---

2) 신허요통: 한의학의 요통(허리 통증) 분류 중 하나.

✎ 수술 없이 디스크 치료하기

우측 상단 사진은 허리 디스크로 5분도 제대로 걷지 못했던 여성 환자의 MRI이다. 병원에서 수술이 꼭 필요하다 했지만, 환자는 한의학으로 치료하기를 원했다. 한약을 포함해 두 달간 침, 뜸, 봉약침 등의 시술을 받고 몰라보게 좋아졌다. 하단 사진은 디스크가 파열되어 흘러나온 환자의 MRI이다. 역시 병원에서는 당장 수술해야 한다고 했지만, 결과적으로 수술하지 않고 잘 호전되었다. 두 분 다 수년이 지난 지금까지 아무 문제 없이 건강하게 잘 지내고 있다.

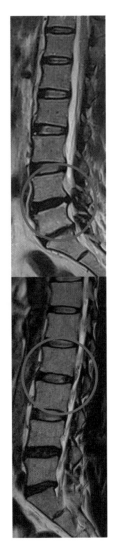

수술은 최후의 수단이다. 수술을 하면 수술 부위 자체도 문제가 되고, 수술 부위 위아래 뼈들까지 경직되거나 틀어져서 장기적으로 매우 좋지 않다. 예전에는 수술하면 그저 낫는 줄 알던 환자분들이 많았지만, 요새는 이런 사실이 잘 알려져 환자들이 점점 더 비수술을 선호하는 것 같다. 혹시나 이런 사실을 여기서 처음 알게 됐다면, 인터넷에서 한의학을 포함한 비수술 치료에 대해 검색해 보자. 디스크가 흘러내렸다가 정상적으로 회복된 사례가 수많이 나올 것이다.

제대로 된 치료를 위해 강한 약재를 사용하다

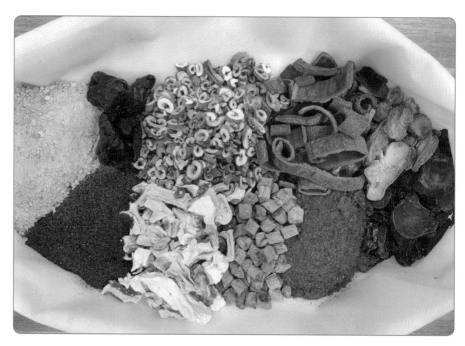

환자가 복용한 한약 사진

허리가 아프면서 다리가 붓고, 당겨 불편하다는 30대 여성이 내원했다. 위염이 있고 땀도 많이 났으며, 아랫배가 매우 차가웠다. 나이에 비해 몸이 굉장히 안 좋은 상태였다.

환자분에게 '부자'가 들어간 한약을 처방했다. '부자'는 몸을 따듯하게 하고 다한증을 줄여주며 부종, 관절통을 치료하는 등 효과가 다양하고, 약효도 빠르다. 알만한 분들은 한 번쯤 들어봤겠지만, '부자'라는 약재는 성질이 강한 약이다. 한 번에 너무 많이 사용하면 안 되고, 환자에게 도움이 되는 정확한 양을 사용해야 한다.

한약재에는 성질이 원만한 약재에서부터 강한 약재까지 여러 범위의 약재들이 있다. 성질이 원만한 약재는 맥문동, 백출, 복령, 감초와 같은 것들이고, 성질이 강한 약재는 부자, 건강, 대황, 파두와 같은 것들이다. 환자를 잘 치료하려면 어떤 약재로 구성된 처방을 사용할 것인지 잘 고려하는 것이 매우 중요하며, 그것이 바로 처방의 기술이다.

▶ 조금 더 알아보실 분만! 사진 속 한약은?

이름: 가미신기환(加味腎気丸)
구성: 부자(포), 백복령, 택사(약주로 찜), 육계, 우슬, 차전자(초), 산약, 산수유, 목단피, 숙지황

✎ 한약 진찰은 며칠에 한 번씩 받나요?

한약 진찰은 경우별로 달라질 수는 있지만, 기본적으로 15일에 한 번씩 이뤄진다. 초진은 정확한 진찰을 위해 직접 한의사를 대면하여 진찰받는 것이 좋다. 재진은 거리가 멀면 전화 상담을 할 수도 있다.

4

일반적인 복통과는 다른 산증(疝證)

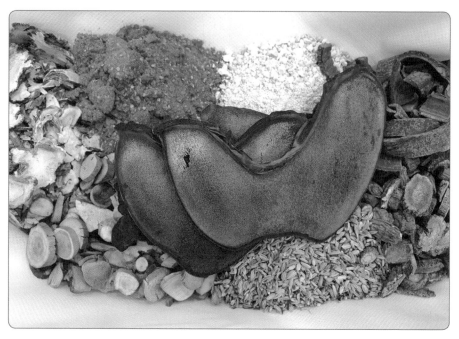

환자가 복용한 한약 사진

    30대 남성이 복통을 호소했다. 초등학생 때부터 하복부가 콕콕 쑤셨고, 위내시경과 대장내시경에서도 원인을 찾지 못했다. 진찰해보니 단순 복통이 아닌 산증이었다. 환자에게 배를 따뜻하게 하여 산증을 치료하는 한약인 난간전을 처방했고, 배가 쑤시는 증상이 사라졌다.

산증은 생식기와 연관 있는 통증이다. 배가 당기고 아픈 증상과 함께 고환이나 음경이 비정상적으로 차가워지는 '음냉(陰冷)'을 같이 보이기도 한다. 산증을 방치하면 발기부전, 불임 등으로 진행될 수 있다. 대소장 질환과도 연관이 있으며, 드물지만 탈장과 관련되는 예도 있다. 정도가 경미하면 하복통이나 복부 당김만 나타나는 때가 많아 단순 복통으로 오인하기도 한다. 그러나 산증은 일반적인 복통에 비해 만성적이고 반복적으로 나타나는 경향이 있다. 환자에 따라 수년 이상 증세가 지속되기도 한다. 만약 아랫배가 아픈데 원인을 모르겠으면 산증이라는 질환도 있다는 것을 염두에 두자.

▶ **조금 더 알아보실 분만! 사진 속 한약은?**

이름: 난간전(煖肝煎)
구성: 구기자, 당귀, 백복령, 오약(초), 소회향(약주로 초), 육계, 목향에 녹용을 가미

5

노인의 관절통, 대사능력을 개선해 치료하다

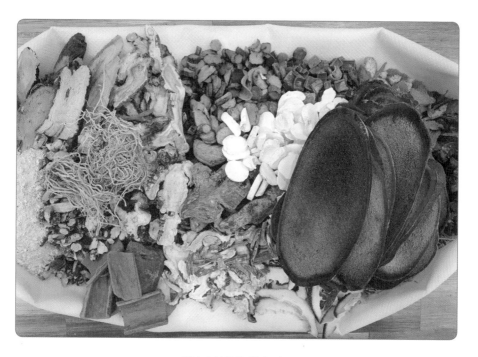

환자가 복용한 한약 사진

　우리 몸은 신진대사가 원활해야 노폐물이 쌓이지 않고 정상 에너지를 얻으며, 아픈 곳이 잘 치료된다. 대사가 정상적이지 않으면 몸은 점차 안 좋은 상태가 고착되며 원인불명의 통증이나 불편감들이 생기는데, 이를 '육울증(六鬱證)'이라고 한다. 육울증이란, 한의학상의 병명으로, '울체(鬱滯)'되었다는 의미를 가지고 있다. 그리고 이 육울증이 지속되면 결국 종양이나 암과 같은 고질병으로 발전한다.

관절통을 겪는 60대 후반 여성이 내원했다. 문진해 보니 30대부터 소화가 안 됐다고 한다. 50대가 되어서는 잠자리에 들면 어깨부터 손가락까지 동태처럼 차가워지고 마비가 오는 듯했다. 요즘은 양손이 붓고 저리는 것을 넘어 온몸의 뼈 마디마디가 쑤시고, 조금만 무리하면 고통이 더욱 심해졌다. 위에서 말한 '육울증'과 일치했다. 그래서 이를 치료하는 오적산이라는 한약을 처방했다.

증상이 오래된 터라 치료 기간이 길어질 것이라 예상했다. 그러나 정말 다행히도 한약 한 제를 복용한 뒤 빠르게 관절통이 사라져 갔다.

이 환자가 예상보다 훨씬 빨리 좋아진 것은 진료 시 알려드린 생활습관 개선법을 잘 지켜서인 것으로 보였다. 한약 효과와 습관 개선 효과가 동시에 나타나니 호전이 훨씬 빠르다.

빠르게 좋아졌어도 끝난 것은 아니었다. 환자분은 이 이후에도 남은 증상들을 치료하기 위해 한약을 지속 복용했고, 복용할수록 점점 더 많은 호전을 보였다.

어깨 뭉침의 특효약 쌍금탕

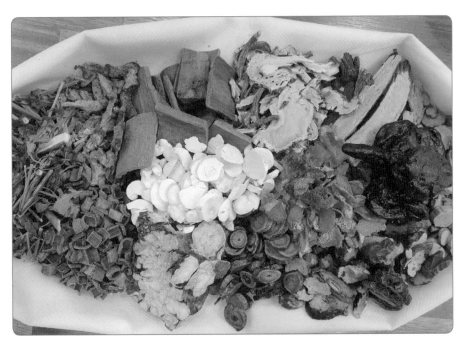

환자가 복용한 한약 사진

항상 어깨가 뭉치고 무거운 30대 여성이 내원했다. 물리치료와 마사지 정도로는 좀처럼 해결되지 않았다. 몸이 근육을 사용하면 자연스레 대사산물인 노폐물이 근육에 쌓인다. 이때 혈액, 체액 순환이 원활하지 않고, 노폐물 배출이 잘되지 않으면 근(筋) 피로가 풀리지 않는다. 그래서 환자분에게 이럴 때 사용하는 한약인 쌍금탕을 처방했다. 일부 한의원들에서 환자분들이 먹도록 비치하고 있는 건강 차도 바로 이 쌍금탕[3]이다. 환자는 한약을 복용한 후 어깨 무거움이 없어졌고, 잠도 깊이 자게 되었으며, 몸의 부기도 줄어들었다.

▶ 조금 더 알아보실 분만! 사진 속 한약은?

이름: 쌍금탕(双金湯)
구성: 백작약(약주로 초), 숙지황, 황기(꿀과 함께 초), 당귀, 천궁, 육계, 감초(초), 생강, 대조, 창출(쌀뜨물로 법제), 후박(생강즙으로 법제), 진피, 곽향, 반하(생강즙으로 법제)

---

3) 물론, 한의원마다 차이는 있다.

만성 두통과 메스꺼움을 한 번에

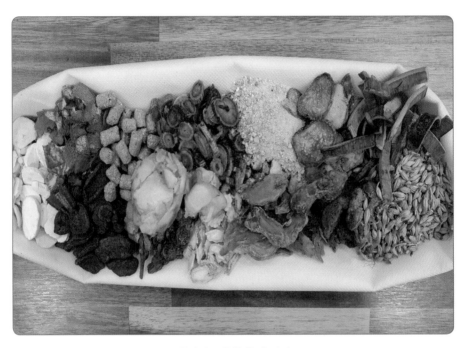

환자가 복용한 한약 사진

　만성 두통과 메스꺼움으로 힘들어하던 20대 초반 여성이 내원했
다. 둘 중 하나만 있어도 힘들 텐데 이 두 증상이 같이 있었으니 얼
마나 힘들었을까? 환자의 이 증상에는 병명이 있었다. 바로 '담궐두
통'이다. 머리가 터질 것처럼 아프고 몸이 무거우며, 손발이 차고 속

이 메스꺼운 증상이 동시에 나타나는 질환으로, 단순히 진통제만 사용해서는 나을 수 없다.

환자분에게 적절한 한약을 처방했고, 환자분은 약을 한 제 복용한 뒤 두통과 메스꺼움이 모두 좋아졌다. 늘 배에 찼던 가스와 체기도 줄어들었다. 더불어 불면증도 호전되었다.

▶ 조금 더 알아보실 분만! 사진 속 한약은?

이름: 반하백출천마탕(半夏白朮天麻湯)
구성: 반하(생강즙으로 법제), 진피, 맥아(초), 백출(황토와 함께 초), 신국(초), 창출(쌀뜨물로 법제), 인삼, 황기(꿀과 함께 초), 천마, 백복령, 택사(약주로 찜), 건강(포), 황백(약주로 초), 생강

바이러스로 손상된 신경, 대상포진 후 신경통

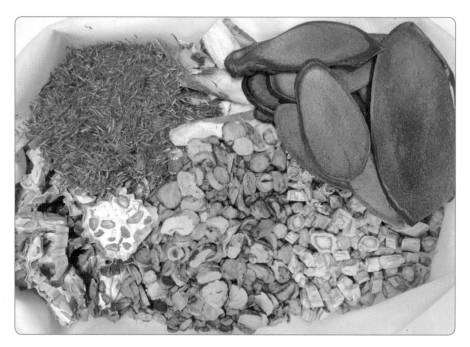

환자가 복용한 한약 사진

대상포진은 헤르페스 조스터(Herpes zoster)라는 바이러스가 일으
키는 질환으로, 처음에는 수포와 함께 통증이 생기다가 차차 수포
는 가라앉고 통증만 남는다. 잘 낫는 환자라면 통증이 수포와 함께
사라질 수도 있지만, 통증이 오래도록 지속돼 고통받는 환자들도 많

다. 통증이 10년 이상 지속되기도 한다. 바이러스로 인해 손상된 신경이 치료되지 않은 상태로 남아있기 때문이다. 이렇게 남는 통증을 '대상포진 후 신경통'이라고 한다.

대상포진 후 신경통을 앓는 70대 여성 환자가 내원했다. 그동안 교감신경 차단술, 태반주사, 마취주사, 스테로이드 주사 등 다양한 치료를 했지만, 효과가 없었다. 차후 지인의 소개를 통해 본원에 내원해 봉약침 등의 시술 치료와 함께 '과루산'을 처방받아 먹은 결과, 통증이 거의 다 사라졌다. 스트레스로 인해 통증이 가끔 올라오지만, 예전처럼 심하지는 않았다. 지속해 잘 치료 받으면 남은 통증도 좋아질 것으로 보인다.

대상포진은 치료 시기가 매우 중요하다. 시기를 놓치면 오랫동안 후유증에 시달리기 때문이다. 따라서 몸 어딘가에 물집이 잡히는 동시에 통증이 느껴지면 빠르게 치료를 시작하는 것을 권한다. 한약이 몸의 면역세포를 활성화하여 빠르게 바이러스를 죽게 하고, 신경 손상을 최소화해 줄 것이다.

▶ 조금 더 알아보실 분만! 사진 속 한약은?

이름: 과루산(瓜蔞散)
구성: 과루실, 감초, 홍화에 백작약(주초), 길경, 녹용을 가미

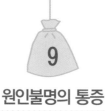

9

원인불명의 통증
∙∙∙∙∙∙∙∙∙∙∙∙∙∙∙∙∙∙∙∙

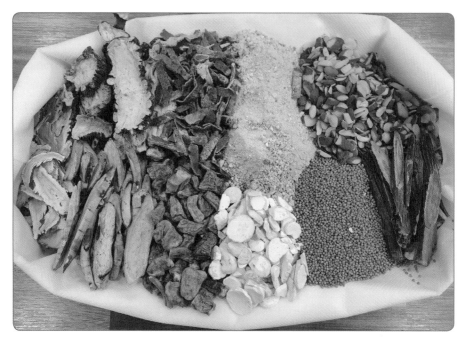

환자가 복용한 한약 사진

3년 전부터 왼쪽 골반과 엉덩이가 아파서 제대로 걷지 못하는 50대 남성이 내원했다. 타 병원에서 인대 문제라 하여 수술도 받았지만, 여전히 통증이 밀려와 하루에 세 번씩 진통제를 먹어야 했다. 불편감은 발끝까지 이어져 왼쪽 넷째, 다섯째 발가락이 항상 멍한 느낌이었다. 그런데 왼쪽만이 문제가 아니었다. 오른쪽 다리도 근육이 땅겨 제대로 뻗을 수 없는 상태였다.

진찰해 보니 몸이 전체적으로 불균형한 상태였으며, 좌우가 모두 안 좋았다. 전반적인 근육 이완과 혈액순환이 중요하다고 여겨 이를 돕는 치료를 시작했다. 처방한 약은 '쌍합탕'이었고, 좋은 결과를 얻었다. 엉덩이와 허리 통증이 사라지자 다리의 감각이 되돌아오고 뻗는 것도 편안해졌다. 걸을 때 절지 않게 되었으며, 불편했던 팔도 좋아졌다. 진통제도 전혀 복용하지 않게 되었다. 수술해야 할 수도 있었다는 생각에 너무 스트레스를 받는데 잘 치료되어 고맙다고 부인께서 얘기해 주셔서 마음이 참 좋았다. 그리고 1년 후, 운동하다가 어깨가 아파서 다시 오셨는데, 예전에 아팠던 곳은 이제는 나아서 편하게 잘 지내고 있다고 한다.

▶ 조금 더 알아보실 분만! 사진 속 한약은?

이름: 쌍합탕(双合湯)
구성: 당귀, 천궁, 백작약(약주로 초), 건지황, 진피, 반하(생강즙으로 법제), 백복령, 백개자, 도인, 홍화(약주로 적심), 감초. 탕전 시 죽력, 생강즙을 추가

✎ 편작 육불치(六不治)

 편작은 기원전에 활동한 명의다. 중국의 역사가 사마천은 『사기열전』을 통해 그의 행적을 자세히 기록하며 '편작 육불치', 즉 고치기 어려운 여섯 가지 경우를 설명했다.

驕恣不論於理, 一不治也 (교자불론어리, 일불치야)
교만하여 본인이 믿고 싶은 대로 믿는 것이 일불치이다.

輕身重財, 二不治也 (경신중재, 이불치야)
재물을 아끼느라 몸을 홀대하는 것이 이불치이다.

衣食不能適, 三不治也 (의식불능적, 삼불치야)
의식주가 적절하지 못한 것이 삼불치이다.

陰陽并, 藏氣不定, 四不治也 (음양병, 장기부정, 사불치야)
몸이 극도로 나빠져 손 쓸 수 없는 상태가 된 것이 사불치이다.

形羸不能服藥, 五不治也 (형리불능복약, 오불치야)
몸이 약도 넘기지 못할 정도로 약해진 것이 오불치이다.

信巫不信醫, 六不治也 (신무불신의, 육불치야)
의사를 믿지 않고 무속에 의존하는 것이 육불치이다.

몸 여기저기 안 좋은 곳이 많은 환자는 한약을 복용하는 것이 좋다. 한약은 몸의 특정한 곳만 치료하는 것이 아니라, 몸의 여러 상태에 종합적으로 작용하기 때문이다. 꼭 복합질환이 아니라 한 곳만 아파도 한약은 당연히 좋다. 한 곳만 치료하더라도 체질에 대한 종합적 진찰이 선행되면 치료가 훨씬 빠르기 때문이다.

4장

일반질환 진료일기

한약, 피로의 근원을 해결하다

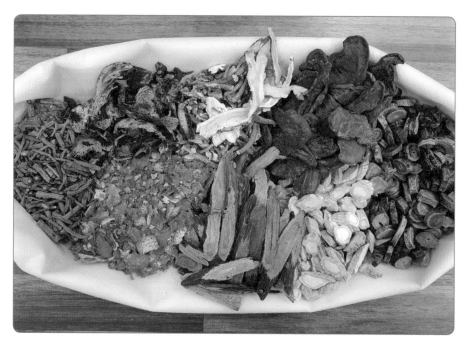

환자가 복용한 한약 사진

70대 여성의 피로감을 치료한 사례이다. 체질과 몸 상태에 맞춰 '보 중익기탕'을 처방했다. 이는 한의학에서 '십전대보탕'만큼 유명한 처 방이다. 환자는 한약을 복용하고 피로감이 많이 좋아졌다.

피로의 원인은 정말 다양하다. 체질에 따른 요인은 물론이고 일을 너무 많이 해서, 생각이 많아서, 스트레스가 많아서, 잠을 못 자서, 질환이 있어서 등등 여러 복합적인 요소가 더해진다. 단순히 보약을 먹는다고 해결되는 게 아니라 이런 여러 요소가 종합적으로 고려된 한약을 복용해야 제대로 된 효과를 볼 수 있다.

▶ 조금 더 알아보실 분만! 사진 속 한약은?

이름: 보중익기탕(補中益気湯)
구성: 황기(꿀과 함께 초), 인삼, 백출(황토로 초), 감초(초), 당귀, 진피, 승마(약주로 초), 시호(약주로 초)

✎ 체질

체질은 개개인이 타고난 기질을 말한다. 우리는 모두 각기 고유한 체질을 갖고 태어난다. 생활환경과 패턴이 비슷할지라도 체질에 따라 아플 수 있고, 건강할 수도 있다. 같은 양을 먹어도 누구는 괜찮은데 누구는 복통이 오고, 같은 스트레스를 받아도 누구는 괜찮은데 누구는 머리가 아프다. 체질에 따라 걸리는 질환도 다르다. 몸이 약해지면 피부염이 심해지는 사람이 있는가 하면, 피부는 멀쩡해도 자꾸 체하는 사람도 있다.

이렇듯 우리는 모두 다르다. 참고로 '사상체질'이니, '팔체질'이니 하는 것은 체질을 연구하는 과정에서 생긴 일종의 분류 방식일 뿐이지, 체질의 본질은 아니다. 체질의 본질은 사람을 특정 묶음으로 분류하는 것이 아니라, 한 명, 한 명의 사람이 모두 다르다는 것, 바로 그것이다.

2
적합한 약부터 순서대로
....

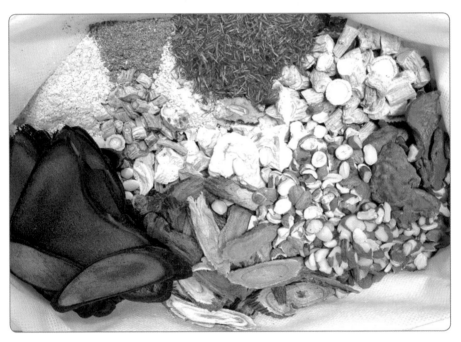

환자가 복용한 한약 사진

자궁경부 상피내암과 유방암 수술을 받은 50대 후반 여성이 내원
했다. 수술 후 소화가 잘되지 않고 허리가 아팠으며, 기운도 없었다.
약도 받아들일 수 있는 준비가 된 환자에게 써야 한다. 약을 받아들
일 힘조차 없어 보이면 무리하지 말고 부드러운 약을 먼저 써서 몸이

더 강한 약을 받아들일 수 있게 해야 한다. 이러한 원칙에 맞춰 처방된 한약을 복용하고 소화 기능과 컨디션이 많이 호전되었다. 뒤이어 다음 단계의 한약을 사용했다.

▶ 조금 더 알아보실 분만! 사진 속 한약은?

이름: 삼령백출산(參苓白朮散)
구성: 인삼, 백출(황토와 함께 초), 백복령, 산약, 감초(초), 의이인, 연자육, 길경, 백편두, 사인, 생강, 대조에 도인, 홍화, 녹용을 가미

✎ 암과 한약

한약은 환자의 면역기능을 활성화해 암이 사멸하게 해준다. 암 치료 후의 환자에게도 한약은 암의 재발을 예방해 준다. 물론, 암에는 약뿐만 아니라 생활 습관, 스트레스, 주위 유해 물질 등 많은 요인이 복합적으로 작용하므로, 진료받을 때는 암에 영향을 줄 만한 다른 요인들을 함께 들여다보는 것도 중요하다.

이름만 들어도 아는 십전대보탕

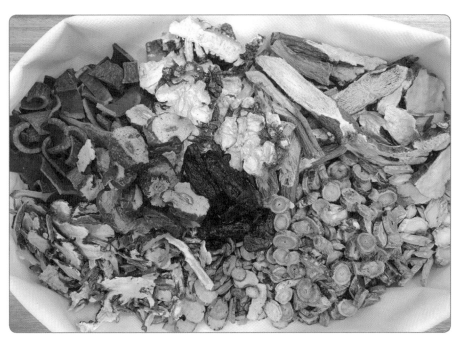

환자가 복용한 한약 사진

　기력이 없는 80대 노인을 위해 '십전대보탕'을 처방했다. '십전대보탕'은 한국전쟁 이후 가장 유명한 처방 중 하나이다. 당시는 영양 상태가 부실한 국민이 많았으니 10가지 약재를 복용하는 것만으로도 비타민이나 미네랄과 같은 것들을 포함해 영양을 충분히 보충할 수 있었다. 지금은 공진단과 경옥고가 유명하지만, 사향이 들어가 가격이 비싼 공진단과 조제 과정이 번거로운 경옥고보다는 '십전대보탕' 한 제가 아주 접하기 쉽고, 든든한 보약이었다.

▶ 조금 더 알아보실 분만! 사진 속 한약은?

이름: 십전대보탕(十全大補湯)
구성: 인삼, 백출(황토로 초), 백복령, 감초(초), 숙지황, 백작약(약주로 초), 천궁, 당귀, 황기(꿀과 함께 초), 육계, 생강, 대조

✎ 한약재에도 등급이 있다?

한약재는 '의약품용'과 '식품용'으로 나눈다. 식품의약안전처의 기준 (GMP)에 따라 성분 검증, 안전성 검증, 유해물 검증을 통과했을 때 의약용품으로 사용할 수 있다. '의약품용' 한약은 다시 유효 성분, 경작 년 수, 약재 상태에 따라 다시 한 번 등급이 나뉜다.

예를 들어 한약재 '육계[4]'는 유효 성분에 따라 YB1, YB2, YB3로 나누는데, 등급별로 향만 맡아봐도 확연한 차이가 난다.

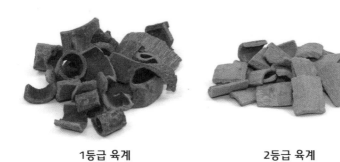

1등급 육계   **2등급 육계**

---

4) 육계: 우리가 계피라고 익히 알고 있는 한약재이다.

목에 가래가 걸려 나오지 않는 '매핵기'

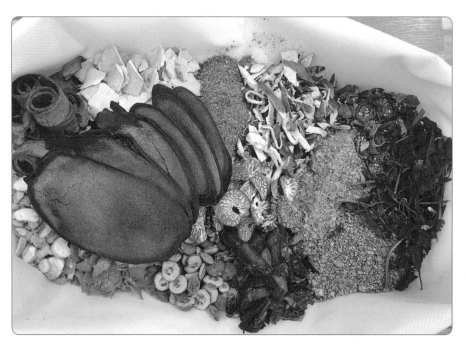

환자가 복용한 한약 사진

"가래가 확실히 멎었어요."

목에 걸린 가래로 불편을 호소하던 70대 여성 환자가 약을 모두 드신 뒤 하신 말씀이다. 환자분은 처음 내원 시 목에 가래가 자꾸 끼는데 삼켜지지 않고 뱉어지지도 않는다며 불편을 호소했었다. 이를 단순한 원인불명 식도염으로 진단하고 위산 중화제만을 처방하는 것은 옳지 않다. 단순 원인불명 식도염이 아니라 '매핵기'이기 때문이다. '매핵기'란 목에 매실 씨앗 같은 것이 걸린 느낌이 장기간 지속되는 것으로, 매핵기를 전문으로 치료하는 한약을 복용하는 것이 좋다. 환자분이 한약을 모두 복용한 뒤에는 매핵기가 치료된 것만이 아니라 몸에 기운이 났고, 예전보다 잠까지 더 잘 수 있게 되었다.

▶ 조금 더 알아보실 분만! 사진 속 한약은?

이름: 가미사칠탕 인후(加味四七湯 咽喉)
구성: 자소엽, 반하(생강즙으로 법제), 후박(생강즙으로 법제), 적복령, 진피, 지실(밀기울로 초), 천남성(생강즙으로 법제), 사인, 신국(초), 청피, 백두구, 빈랑, 익지인, 생강에 녹용을 가미

5

이명 치료는 반드시 체질과 몸 상태를 고려해야 한다

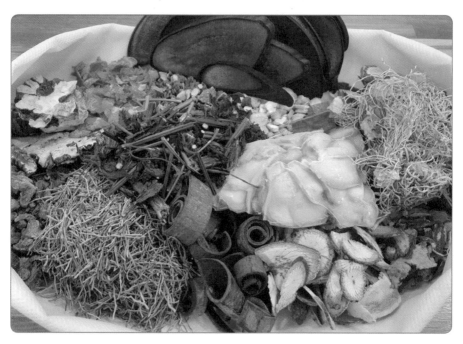

환자가 복용한 한약 사진

　매핵기 증세가 좋아진 환자분은, 뒤이어 이명 증세에 초점을 맞춘 한약을 복용하기 시작했고, 약을 복용하면서 다행히 이명 증세도 빠르게 호전되었다. 이명의 원인으로는 중풍성 이명, 몸이 약하거나 연로해서 생기는 허증 이명, 지나치게 무리하거나 정력을 많이 써서 생기는 과로성 이명, 스트레스로 인해 생기는 스트레스성 이명, 돌발성 난청과 함께 생기는 돌발성 이명, 큰 소리, 타박, 또는 이물질 등으로 생기는 외상성 이명 등이 있다. 이명에 한약을 처방할 때는 이러한 이명의 원인과 함께 환자의 체질이나 몸에 있는 다른 증상들까지 참고한다. 『동의보감』에는 '이명'에 쓰이는 전문 처방만 30종 정도이며, 부가 처방까지 더하면 수백 종이 넘는데, 이렇게 종류가 다양한 이유는 이명이라는 질환이 그만큼 세분화하여 치료해야 하는 질환이라는 뜻이기도 하다. 만약 기존에 복용했던 한약들로 효과가 없었다면 적합한 약을 찾지 못한 것일 수 있다.

▶ 조금 더 알아보실 분만! 사진 속 한약은?

이름: 궁지산(芎芷散)
구성: 천궁, 백지, 창출(쌀뜨물에 담근 후 말린다), 진피, 세신, 석창포, 후박(생강 법제), 반하(생강즙으로 법제), 목통, 자소엽, 육계, 감초, 생강, 총백에 녹용을 가미

✎ 총백

파 밑의 흰 부분을 가리켜 '총백'이라고 한다. 식용으로 사용하는 파와 동일하지만, 한의사가 사용하는 총백은 식약처 검사를 거쳐 의약품용으로 공급된다는 점에서 차이가 있다.

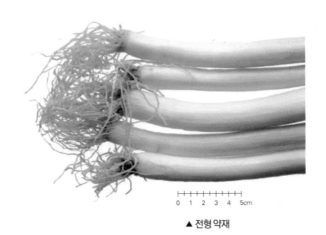

▲ 전형 약재

위 그림과 같이 수염뿌리가 달린 것을 그대로 사용하면 '연근총백 (連根蔥白)'이라 한다. 말 그대로 '뿌리가 이어져 있는 총백'이다.

'총백'은 흰 밑 부분만 사용할 수도 있고, 뿌리까지 더해 '연근총백'으로 사용할 수도 있다. 국내에서 유통되는 약용 '총백'은 대부분 '연근총백'이다.

6

잡히지 않던 머리 비듬

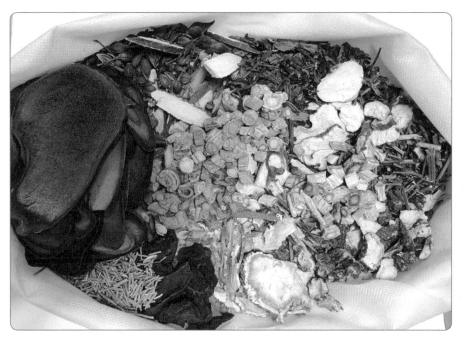

환자가 복용한 한약 사진

70대 남성이 손 피부 벗겨짐과 만성적 머리 비듬으로 내원했다. 여러 병원에 다니며 치료받았지만, 좀처럼 개선되지 않았다. 증상을 살펴보고 난 후, 체질을 고려해 '방풍통성산'을 처방했다. 이후 얼굴에 윤기가 생기고 비듬이 줄어들었으며, 손 벗겨짐도 나았다. 없던 입맛도 되살아났다. 그리고 직업상 목을 많이 써서 늘 목이 갈라지고 불편한 것을 대학병원에서도 해결 못 해줬는데, 한약을 복용하면서 이 역시 좋아졌다.

머리를 제대로 감지 않아 비듬이 생긴다면 그럴 수 있겠지만, 계속 감아도 생기는 것은 문제가 있는 것이다. 표면적으로 드러나는 이유는 진균감염, 단순 두피염 등이지만 근본 원인은 두피 문제를 일으키는 몸의 나쁜 체질 상태이다. 『동의보감』에서는 그 원인으로 풍(風), 폐가 약한 것, 열이 뜨는 것 등을 꼽고 있다. 두피가 안 좋다면 몸의 전반적 건강도 좋을 리 없다. 몸이 겉으로 보여주는 표시를 무시하지 말고, 적극적으로 치료를 시작하자.

▶ 조금 더 알아보실 분만! 사진 속 한약은?

이름: 방풍통성산(防風通聖散)
구성: 활석, 감초, 석고, 황금, 길경, 방풍, 천궁, 당귀, 적작약, 대황(술로 찜), 마황, 박하, 연교, 형개, 백출, 치자, 생강에 녹용을 가미

🖋 이름은 같지만, 종류는 다양한 한약재

한약재는 '정품'과 '위품'으로 감별한다. '정품'은 약재로 사용할 수 있지만, '위품'은 사용해서는 안 된다.

'정품'은 또다시 '기원약재(起源藥材)'와 '대용약재(代用藥材)'로 나눈다. '기원약재'란 '가장 적합한' 약재를 뜻한다. '대용약재'는 '기원약재'를 구하기 어렵거나 특별한 이유가 있을 때 사용한다.

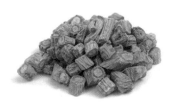 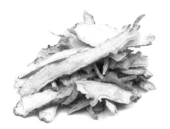

원방풍 (기원약재)   식방풍 (대용약재)

예를 들어 '방풍'은 '원방풍'이 기원약재이고 '식방풍'은 대용약재이다. 사진을 보면 이름은 같지만, 생김새는 많이 다른 것을 볼 수 있다. 한의사라면 당연히 '기원약재'와 '대용약재'를 정확하게 감별한 뒤 적절히 사용할 수 있어야 한다.

비염과 후비루는 면역력부터

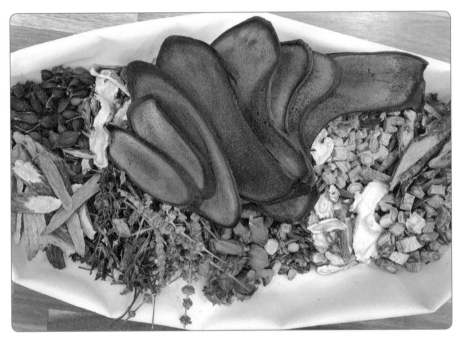

환자가 복용한 한약 사진

30대 후반의 남성이 비염과 후비루가 점점 심해진다며 내원했다. 비염이 있는 많은 분이 콧물과 코막힘만 어떻게 해결해 보려 하지만, 사실 중요한 것은 '몸의 컨디션'이다. 비염은 몸에서 행하는 일종의 '방어작용'이기 때문이다. 면역력이 떨어져서 외부 물질에 대한 방어를 위해 과도한 점액이 분비되는 것이다. 그래서 치료 시에는 코가 아니라 '몸 상태'에 집중해야 하며, 몸이 정상화되면 비염은 알아서 좋아진다. 환자분께 이러한 원리로 약을 처방했고, 비염과 후비루는 이내 좋아지기 시작했다. 콧물이 줄어들었고, 가래가 끼는 것도 좋아졌다. 평소 얼굴이 수시로 붉어졌는데 이 역시 좋아졌다.

사진 속 초록색 약재의 이름은 '형개'이다. '형개연교탕'에 들어가는 한약재 '형개'는 매우 시원하고 향긋한 냄새를 풍긴다. 냄새만 맡아도 면역력이 올라갈 것 같은 기분 좋은 향이다.

> ▶ 조금 더 알아보실 분만! 사진 속 한약은?
>
> 이름: 형개연교탕 비(荊芥蓮翹湯 鼻)
> 구성: 형개, 시호, 천궁, 당귀, 생지황, 적작약, 백지, 방풍, 박하, 치자, 황금, 길경, 연교, 감초에 녹용을 가미

이유 없이 모기 물린 자국이 생기다

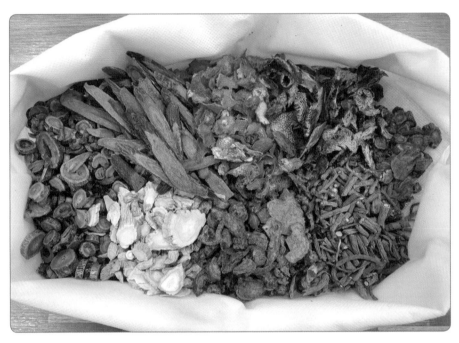

환자가 복용한 한약 사진

환절기만 되면 모기 물린 것처럼 피부 여기저기가 부풀어 올라 힘들어하던 30대 여성이 내원했다. 병원에서 처방받은 알레르기 약은 먹을 때만 괜찮아질 뿐, 복용을 중단하면 다시 부풀어 올랐다. 진찰해 보니 '내상발반'으로 보였다. 내상(內傷)이란 음식 조절을 제대로 못 하거나 심신(心身)을 과도하게 사용하여 몸이 약해진 상태를 말한다. 발반(發癍)이란, 몸 여기저기 모기 물린 듯한 병변이 생기는 것을 말한다. 해당 질환을 앓고 있는 환자가 상당히 많은데, 대부분 그때그때 때우는 약으로 넘기고 만다. 그러나 이 같은 증상이 있다면 흔한 알레르기 질환으로 치부하기보다는 '내상'이 원인임을 알고, 비위 기능을 보하는 한약을 복용해야 한다.

한약을 복용한 후 환자분의 피부 증상은 모두 사라졌다. 몸이 좋아지면서 평소 명치에 단단한 것이 걸린 것 같아 불편하고 답답하던 증상도 함께 좋아졌다.

▶ 조금 더 알아보실 분만! 사진 속 한약은?

이름: 조중익기탕(調中益気湯)
구성: 황기(꿀과 함께 초), 인삼, 창출(쌀뜨물로 법제), 감초(초), 진피, 승마, 시호, 목향

✎ 외국인에게도 한약을 쓸까?

방송에도 출연하곤 한 유명 이탈리아인 셰프가 내원했다. 소화 기능이 떨어져 있었고 잠을 제대로 자지 못했으며, 원인 미상의 피부 가려움증까지 있었다. 위내시경을 받았고, 다른 치료도 했지만 좀처럼 나아지질 않았다. 한국인과 서양인의 체질적 차이를 고려하여 꼼꼼히 진찰하고 한약을 처방했다.

보름 후, 두 번째 진맥을 했다. 본래 과민하여 평소 2시간 정도밖에 못 잤는데 한약을 먹으면서 5시간 정도 잘 수 있게 되었다고 했다. 그리고 다시 보름 후, 세 번째 진맥을 했다. 환자분 스스로도 몸이 좋아지고 머리가 맑아진다고 했다. 소화 기능이 좋아지고, 피부 가려움증도 많이 줄어들었다.

현재 해외에서도 한약에 관한 수많은 연구가 이뤄지고 있고, 출간된 연구 결과들도 이미 많다. 그래도 외국인은 조금 더 주의 깊게 진찰하곤 하는데, 결과적으로 한국인들과 비슷하게 좋은 효과가 나는 것 같다.

이명 치료를 위해 위열(胃熱)을 내리다

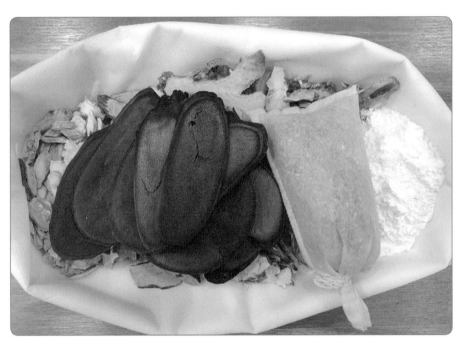

환자가 복용한 한약 사진

20대 초반 남성이 최근 들어 잦아진 이명 때문에 내원했다. 진찰해 보니 땀을 많이 흘렸고, 갈증이 심해 수시로 찬물을 마셨다. 속이 비었을 때 속쓰림이 있고, 잠자리에 드는 것도 힘겹다고 토로했다. 게다가 변 상태가 좋지 않았으며, 소변도 지나치게 자주 보았다.

우선 '위열증'을 치료하면서 경과를 지켜보기 위해 '인삼백호탕'을 처방했다. 환자는 열심히 치료받았고, 마지막 한약을 복용할 때는 이명이 한 번도 들리지 않았으며, 속쓰림도 완전히 없어지고 피로도 줄어들었다.

나이에 비해 아픈 곳이 많은 환자였다. 아프면 아플수록 성숙한 경우가 많다. 본 환자 역시 어린 나이에 혼자 내원하여 열심히 치료받는 모습이 대견했다.

▶ 조금 더 알아보실 분만! 사진 속 한약은?

이름: 인삼백호탕(人蔘白虎湯)
구성: 석고, 지모(약주로 초), 감초, 갱미, 인삼에 녹용을 가미

✎ 중의대와의 교류

외래교수이던 2018년, 진료실로 절강 중의대 학생들이 참관을 왔다. 절강 중의대는 북경 중의대와 함께 경희대 한의대와 교류를 맺은 대학 중 하나이다. 학생들이 영어를 잘해서 의사소통에 무리가 없었고, 이에 더해 통역 학생 덕분에 깊이 있는 대화까지 나눌 수 있었다.

삶의 질을 떨어뜨리는 만성기침

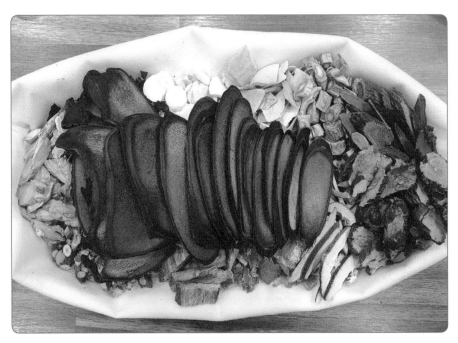

환자가 복용한 한약 사진

    오랫동안 지속되었던 만성기침과 그에 따른 폐 통증을 호소하던 30대 중반 남성의 치료 사례이다. 환자분도 본인의 만성기침의 원인을 정확하게 알지 못했다. 갖고 있는 여러 다른 증상도 확인해 보고,

체형 진찰, 압진5), 그리고 맥진 등으로 확인해 보니 선천적으로 폐가 약한데 스트레스를 받으면서 질환이 생긴 것이었다. 폐가 약할 때 사용하는 '삼소음'을 처방했다. 한약 복용 후 오랫동안 지속되던 만성기침이 호전되었다.

만성기침은 감염성 질환의 감기와 성격이 전혀 다른 경우가 많다. 기침이 지속된다고 하여 종합 감기약을 임의로 먹는 것보다는, 한의사의 진찰을 받아 체질적 결함이나 몸의 다른 문제 등 원인을 찾는 것이 좋다.

▶ 조금 더 알아보실 분만! 사진 속 한약은?

이름: 삼소음(蔘蘇飮)
구성: 인삼, 자소엽, 전호, 반하(생강즙으로 법제), 갈근, 적복령, 진피, 길경, 지각, 감초(초), 생강, 대조에 녹용을 가미

---

5) 압진: 신체 특정 부위를 눌러 통증이나 단단하고 무른 정도를 확인하는 진찰법.

🔍 한의학에서 말하는 '기(氣)'란 무엇인가?

우리가 "기운이 없다, 기가 차다, 기가 너무 세다, 기절했다."와 같은 말을 사용하듯이, '기(氣)'는 한의학뿐 아니라 일상에서도 많이 사용하는 단어다. 혹자들은 "기(氣) 있나요?"라고 묻는데 이는 오류가 있는 질문이다. '기(氣)'는 실체 탐구의 대상이 아니라 '정의'이기 때문이다.

"얼굴이 자꾸 상기(上氣)된다."라는 표현을 생각해 보자. '상기(上氣)'란 의미 그대로 얼굴로 기운이 치밀어 오른다는 뜻이다. 그런 느낌을 받아본 적이 있는가? 그 현상을 '기운'을 뜻하는 '기' 자를 써서 '상기(上氣)'라고 정의한 것이다.

이러한 '기(氣)'는 상황에 따라 다양한 의미로 쓰인다. 예를 들어 '체기'의 '기'는 '조짐이나 기미'를 뜻하고, '기가 세다'에서의 '기'는 '성질'을 말한다. '기'라는 단어는 우리 주변의 현상이나 사물에도 사용된다. '관중들의 열기(熱氣)가 뜨겁다.'라든지 '전기(電氣)가 통한다', '물기(氣)가 있다.' 등을 예로 들 수 있다.

그렇다면 한의원에서 말하는 "기가 허하다"는 무슨 뜻일까? 말 그대로 '기운이 없다'는 것과 비슷한 뜻이라고 보면 된다. 다만, 한의원에서는 단순히 환자가 느끼는 기운이 아니라 몸이 정상상태에서 벗어났는지를 진찰을 거쳐 자세히 확인하므로 약간의 차이는 있다고 볼 수 있다.

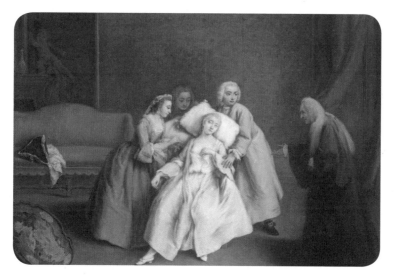

Pietro Longhi의 명화, 「기절(The Faint)」

원인을 알 수 없는 다리 시림

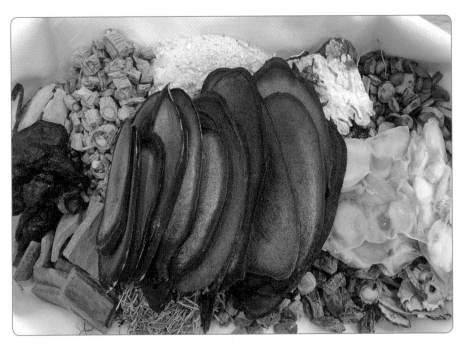

환자가 복용한 한약 사진

　　30대 남성이 다리가 시리고 뻣뻣하다며 불편을 호소했다. 이와 함께 특별히 하는 것도 없는데 체력도 떨어진다고 했다. 자세한 진찰 후 간신(肝腎)이 허약하여 다리가 뻣뻣해질 때 사용하는 '독활기생탕'을 처방했다. 한약 복용이 끝나갈 무렵 다리 시림과 뻣뻣함이 호전되었고, 평소 조금씩 있던 어지럼증도 좋아졌다. 기력이 회복되면서 지나치게 없던 입맛도 정상으로 돌아왔다.

▶ 조금 더 알아보실 분만! 사진 속 한약은?

이름: 독활기생탕
구성: 독활, 당귀, 백작약(약주로 초), 숙지황, 천궁, 인삼, 백복령, 우슬, 두충, 진교, 세신, 방풍, 육계, 감초, 생강에 속단, 녹용을 가미. 상기생은 거미

✎ 가미(加味), 거미(去味)

한약 처방에서 필요한 약재를 추가하면 '가미(加味)'라 하고, 맞지 않는 약재를 빼면 '거미(去味)'라 한다.

약재의 '가미'나 '거미'를 할 때는 환자의 몸 상태, 질병, 체질, 계절 등을 종합적으로 고려한다.

12

고령에 기력까지 쇠하여 상처가 아물지 않는다면

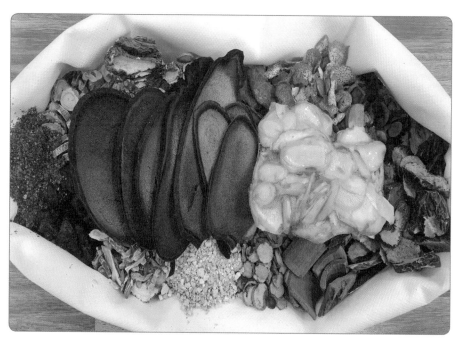

환자가 복용한 한약 사진

　혈관이 약하고 재생속도가 느려 양쪽 발등에 항상 멍이 들어 있고, 양다리가 저리고 쥐가 많이 나는 80대 할머니가 내원했다. 평소 많이 어지럽고, 온몸이 좋지 않았다. 당뇨약도 오래 드셨다. 발등에 작은 상처도 있었는데, 아물지 않은 채로 오랜 시간이 지났다고 했다.

상태가 좋지 않아 악화나 사망 가능성에 대한 동의서를 받고 치료를 시작했다. 다행히 꾸준한 치료를 받은 결과 치료가 종결될 때쯤 열려있던 상처가 아물고, 발등에 있던 멍도 거의 다 빠졌다. 아들도 어머니가 눈에 띄게 좋아졌다며 기뻐했다.

▶ 조금 더 알아보실 분만! 사진 속 한약은?

이름: 가미십전탕(加味十全湯)
구성: 황기, 숙지황, 당귀, 천궁, 인삼, 백복령, 백작약(약주로 초), 백출(황토와 함께 초), 진피, 오약(초), 오미자, 육계, 감초, 생강, 대조에 녹용을 가미

✎ 영조가 사랑했던, 녹용

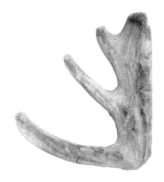

"이 약에 녹용을 더하면 매우 좋은 약이 되니, 꾸준히 복용하시는 것이 좋습니다."

1732년 4월 2일 영조의 진찰을 마친 내의원 의관 이징하(李徵夏)의 말이다. 녹용이 들어간 한약을 꾸준히 복용한 영조는 83세까지 장수하며 천수를 누렸다.

녹용은 단순한 보약이 아니다. 알려진 효능으로만 '발육 촉진 작용, 강장 작용, 신경계 기능 개선 작용, 항염증 작용, 근골격 회복 증진 작용, 골다공증 개선 작용, 관절염 치료 작용, 간 손상 회복, 조혈 인자 활성화 및 빈혈 개선 작용, 혈압 조절 작용, 면역 조절 작용, 항암 작용, 상처 회복 촉진 작용' 등이 있다.

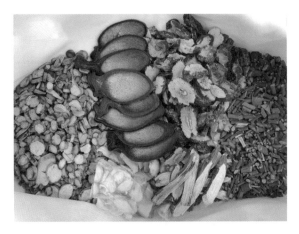

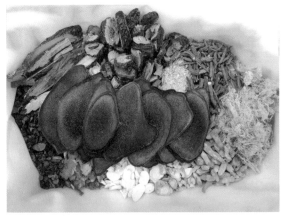

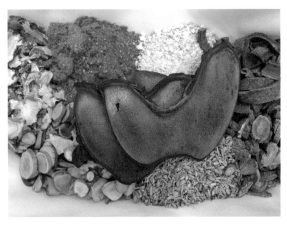

한의원에서의 녹용 사용은 다음 원칙을 지켜 사용한다.

① 의약용품으로 인증된 녹용을 사용한다. 참고로 녹용도 품종이 다양해서 의약용품으로 사용할 수 없는 녹용도 있다.

② 부위에 따라 효능이 다르므로 환자의 건강 상태에 맞춰 부위를 선별해야 한다.

③ 적절한 용량[6]을 써야 한다.

④ 끝으로 환자의 몸 상태에 맞는 약재와 배합해야 한다.

---

[6] 용량: 시중에서 판매하는 녹용 식품에는 대부분 녹용이 거의 들어있지 않다. 녹용은 의약품으로 중요한 위치를 갖는데, 무늬만 녹용인 식품으로 인해 생기는 오해는 심각한 문제이다. 이는 홍삼 제품들도 마찬가지이다.

HPV, 한의학으로 완치하다

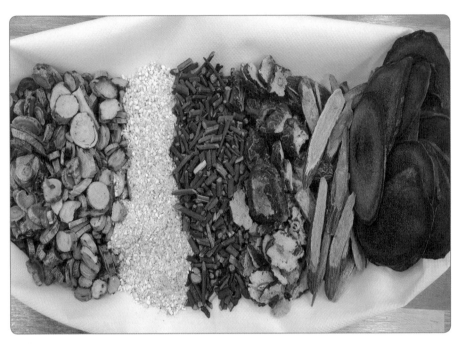

환자가 복용한 한약 사진

곤지름이라는 성병으로 내원한 20대 남성 환자의 치료 사례이다. 곤지름은 HPV 바이러스가 성기에 서식하며, 비정상적으로 조직을 증식하는 질환이다. 초기 비뇨기과에서 치료를 받았지만 호전되지 않아 대학병원으로 갔다. 전신마취 후 레이저 절삭술을 받았는데 오히려 더 많이 번졌다. 대학병원에서조차 손을 쓰지 못하니 어찌할 바를 모르다가 소문을 듣고 본원을 찾아왔다.

곤지름 환자는 적게는 3~4번, 많게는 십수 번 재발하여 내원하는 환자들이 많다. 그 치료와 재발을 반복하는 기간도 1년이 넘는 경우가 허다하다. 환자분은 다행히 대학병원 치료 실패 후 빠르게 한의원을 찾아왔고, 열심히 치료받은 뒤 완치될 수 있었다. 그간의 치료보다 고통도 적고, 치료비도 많이 들지 않고도 제대로 치료되었다며 대단히 만족해했다.

▶ 조금 더 알아보실 분만! 사진 속 한약은?

이름: 의이황기건중탕(薏苡黄芪健中湯)
구성: 황기(꿀과 함께 초), 백작약(약주로 초), 계지, 감초(초), 생강, 대조, 의이인에 녹용을 가미

✎ 근본치료

　병에 걸리는 주원인은 몸이 약해서다. 이때, 병의 원인이 되는 약한 몸을 치료하는 것이 '근본치료'이다. 예를 들어 바이러스 질환 중 하나인 사마귀는 그냥 없애면 금세 다시 재발한다. '몸'의 상태가 아닌 '병소'만 치료하려 해서 그렇다. 그래서 반드시 몸을 강하게 해주는 한약을 복용하게 해주고, 환부에도 봉약침이나 뜸과 같이 혈액순환을 원활하게 하는 시술을 해주어야 한다. 감기, 대상포진 등 다른 바이러스 질환들을 치료할 때도 마찬가지이다. 증상을 치료함과 동시에 병에 걸릴 수밖에 없었던 '약한 몸'을 먼저 살펴봐야 한다.

　아래 사진은 근본치료를 통해 바이러스 질환을 치료한 사례이다. 다른 치료를 일 년씩 받았음에도 치료되지 않아 내원한 환자들을 치료해서 완치하였다.

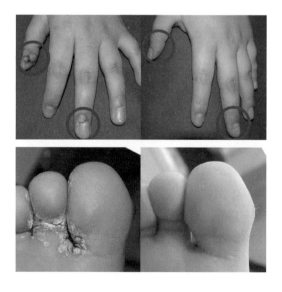

아무리 물을 마셔도 해결되지 않던 갈증

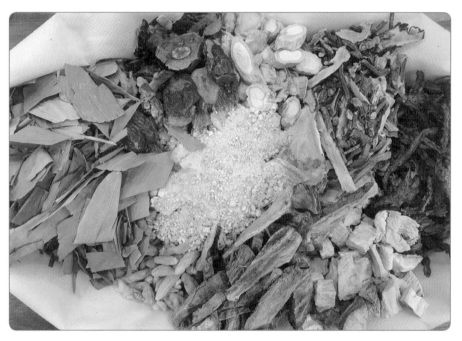

환자가 복용한 한약 사진

갈증이 너무 심해서 괴로움을 호소하던 50대 남자였다. 심한 갈증
에는 반드시 동반되는 나쁜 몸 상태가 있다. 몸은 건강한데 갈증만
느끼는 환자는 없다. 실제로 환자분은 여기저기 건강 상태가 좋지
않았고, 게다가 정신도 불안정해서 정신과 약을 먹고 있었다. 본인이

생각하기에도 감정 기복이 심하고 짜증을 잘 낸다고 했다. 잠도 깊이 자지 못해 평소에 매우 피곤해하는 것은 덤이었다.

진료해 보니 심화(心火)로 인한 소갈(消渴)[7]로 판단되었다. 한약 복용 후 갈증이 해소되었으며, 마음도 편안해졌다. 이유 없이 떨리던 손과 변 상태도 좋아졌다. 이제는 누우면 금방 잠들 뿐 아니라 숙면을 할 수 있게 되어 대단히 만족해했다. 한약에 수면제를 탄 것 아니냐며 우스갯소리를 할 정도였다. 환자를 진찰하며 차트에 빼곡히 적어놓았던 몸의 다른 여러 불편 증상들도 사라졌다.

> ▶ 조금 더 알아보실 분만! 사진 속 한약은?
>
> 이름: 황련지황탕(黃連地黃湯)
> 구성: 황련, 생지황, 천화분, 오미자, 당귀, 인삼, 갈근, 백복령, 맥문동, 감초, 대조, 생강, 죽엽

---

7) 소갈: 갈증이 나고 자주 허기지며 소변이 달아지는 질환.

✎ 오래된 것이 좋다. 자연 그대로의 것이 좋다

우리가 평상시에 먹는 밥과 반찬은 수천 년 동안 조상들이 먹어왔던 안전한 식품이다. 다국적 제약사들에서 꾸준히 영양제를 개발하고 있지만, 우리가 평소에 먹는 '식사'를 대신하지는 못한다. 조미료 역시 '인공'보다는 '천연'을 선호한다. '천연'에서 나오는 재료가 독성이 적고 건강에 이로워서이다. '천연' 성분이라 하면 한약도 빼놓을 수 없다. 자연 그대로의 약재 중, 오랫동안 안전성이 검증된 것만으로 정성 들여 달여진 것, 그것이 바로 한약이다.

이명 치료에 탁월한 자신통이탕

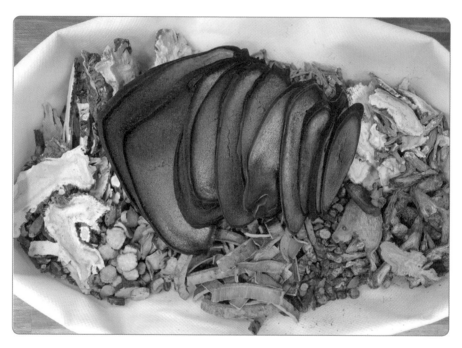

환자가 복용한 한약 사진

양쪽 귀의 이명을 치료하고자 내원한 환자이다. 본원에 오기 전 다른 한의원에서 한약을 복용하고 많이 좋아지긴 했지만, 완전히 낫지는 않았다. "기존 한의원에서 치료를 잘해서 많이 줄어들었으니, 본원에서도 열심히 치료해 드리겠다."라고 이야기하며 약을 처방했다.

일반적으로 이명은 '커졌다, 작아졌다'를 반복하는 양상을 보인다. 환자분도 '강-약-강-약' 패턴을 보였지만, 한약 복용 후 '약-약-약-약'으로 바뀌었고 소리도 점점 줄어들었다. 본래 호전도가 좋았던 오른쪽 이명이 훨씬 빨리 좋아졌다. 한약이 잘 맞는 것이 확인되어 한약 복용을 지속하며 치료하기로 했다.

▶ 조금 더 알아보실 분만! 사진 속 한약은?

이름: 자신통이탕(滋腎通耳湯)
구성: 당귀, 천궁, 백작약(약주로 초), 건지황(약주로 초), 지모(약주로 초), 황백(약주로 초), 황금(약주로 초), 시호, 향부자(약주로 초), 백지에 녹용 가미

과음으로 쓰러진 다섯 남성

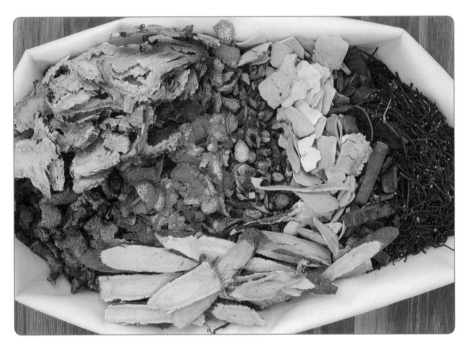

환자가 복용한 한약 사진

　위 사진은 지나친 음주로 머리에 문제가 생긴 30대 남성에게 처방한 한약이다. 근래 들어서만 이러한 증상으로 5명의 남성 환자가 내원했다. 30대인 본 환자분과 60대 3명, 70대 1명이다. 모두 평소 과음을 즐겼고, 문제가 발생하기 전날은 특히 더 과음을 했다.

가장 젊은 환자분은 머리가 비정상적으로 급격히 멍해지는 느낌을 받았다고 한다. 다른 두 분은 기절을 했는데 뇌에는 이상이 없었다. 또 다른 한 분은 기절한 뒤 일어나 보니 한쪽 팔다리가 제대로 움직여지지 않았다. 다행히 검사상 이상은 없었다. 마지막 한 분은 뇌졸중이 왔다.

모두 정도의 차이는 있었지만, 과음으로 인한 '주습(酒濕)'이었다. 과음으로 인한 기절, 편마비, 뇌졸중을 가리켜 '주습(酒濕)'이라고 한다. 보통 한 번의 과음으로 나타나는 것이 아니라 술독이 몸에 오래 쌓인 후 나타난다. 이런 환자들은 중풍을 치료하는 방식이 아니라 반드시 '주습'임을 알고 치료해야 제대로 치료되고, 재발하지 않는다.

▶ 조금 더 알아보실 분만! 사진 속 한약은?

이름: 창귤탕(蒼橘湯)
구성: 창출(쌀뜨물로 법제), 진피, 적작약, 적복령, 황백(소금물과 함께 초), 위령선, 강활, 감초

🔑 한약은 얼마나 오래 보관할 수 있을까?

우리가 흔히 복용하는 탕약[8]은 '멸균 포장'이 되어 특별한 문제가 없으면 상온에서 수개월 간 보관해도 상하지 않는다. 그러나 한약이 오래되면 성분이 조금씩 변할 뿐 아니라 몸 상태도 처음과 달라질 수 있으니 처방받으면 가능한 정해진 기간 내에 모두 복용해야 한다. 조금 길어져도 3개월은 넘기지 않는 것이 좋다. 다만, 약의 제형과 성분에 따라 보관 기한이 달라지므로 본인의 한약에 대해서는 처방받은 곳에 확인하는 것이 좋다.

---

8) 탕약: 달인 한약.

뇌전증(간질)도 체질별로 다르게 치료한다

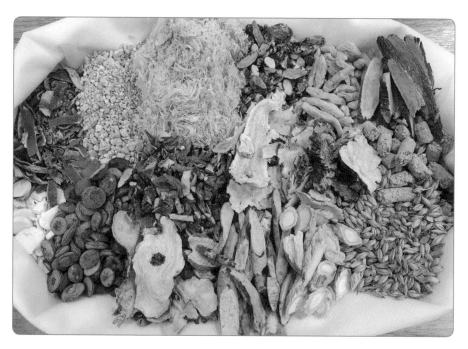

환자가 복용한 한약 사진

오랫동안 뇌전증(간질)을 앓고 있는 50대 남성이 내원했다. 전조 증상까지는 기억하지만, 발작 이후는 전혀 기억하지 못했다. 발작을 하면 몸이 축 늘어지기 때문에 이를 통해 발작을 했다는 사실을 인지할 수 있었다. 과거에는 발작을 하면 하루 정도 처져있었는데, 요즘은 힘든 시간이 더 길어졌다고 호소했다. 대학병원에서도 해결을 못 해준다며 답답해했다. 안타깝지만 뇌전증은 이런 질환이다.

한의원에서의 뇌전증 치료는 환자의 나이, 발병 병기, 체질 등을 고려해 이뤄진다. 본원에서도 환자분의 체질에 맞게 한약을 처방했다. 한의학에서는 '뇌전증' 그 자체와 함께 '뇌전증을 일으키는 컨디션'을 개선하는 데 초점을 맞춘다. 억지로 경련만 막는 것이 아니라 근본적인 몸 상태를 보고 접근한다는 뜻이다. 뇌전증 환자들이 컨디션이 떨어질 때 발작을 더 잘한다는 사실을 생각하면 뇌전증 환자의 체질관리는 정말 중요하다. 한약은 1년 내내 꾸준히 복용하는 것이 가장 좋지만, 사정상 연속적으로 복용하기 어렵다면 컨디션이 떨어질 때 또는 중요한 일을 앞두고 있을 때마다 약을 처방받아 복용할 수도 있다.

▶ 조금 더 알아보실 분만! 사진 속 한약은?

이름: 청심온담탕(淸心溫胆湯)
구성: 반하(생강즙으로 법제), 진피, 백복령, 지실(밀기울과 함께 초), 죽여, 백출, 석창포, 활연(초), 향부자(약주로 초), 당귀, 백작약(약주로 초), 맥문동, 천궁, 원지(감초물로 법제), 인삼, 감초, 생강

비위를 보하여 몸의 부기(浮氣)를 다스린다

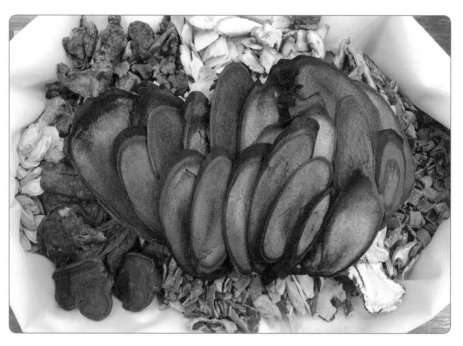

환자가 복용한 한약 사진

　몸이 잘 붓고, 저녁만 되면 종아리가 아팠던 60대 환자의 치료 사례이다. 지난해에는 신우염으로 고생을 했다. 진찰해 보니 신장에만 문제가 있는 게 아니었다. 식사가 불규칙하고 소화가 잘 안 되며 가슴이 답답하고, 무릎관절도 좋지 않았다. 그리고 여름만 되면 머리에서 땀이 너무 많이 난다고 했다. 이외에도 안 좋은 부분이 많았다.

전신성 부종의 원인은 매우 다양하다. 신장성, 심장성 부종이 대표적이며 비위 기능이 약하거나 음식 섭취가 잘못되어 오는 영양성 부종도 있다. 이외에도 간성 부종, 장 운동성 저하에 의한 부종, 각종 호르몬 문제에 의한 부종 등이 있다.

환자분의 부종은 여러 원인 중 비위의 문제가 핵심적이었기 때문에 '보중치습탕'을 처방했다. 치료 후 몸의 부기가 줄어들고 저녁에 다리가 아픈 것도 좋아졌다. 그리고 갖고 있던 다른 여러 증상도 호전되었다.

▶ 조금 더 알아보실 분만! 사진 속 한약은?

이름: 보중치습탕(補中治湿湯)
구성: 창출(쌀뜨물로 법제), 승마(약주로 초), 목통, 후박(생강즙으로 법제), 맥문동, 진피, 인삼, 당귀, 백출(황토와 함께 초), 적복령, 황금에 녹용을 가미

✎ 한약은 처방받으면 얼마 만에 받을 수 있을까?

　환자 진찰이 끝나면 한의사는 즉시 처방전(약방문)을 작성한다. 때로는 자료를 확인하느라 시간이 조금 더 걸릴 때도 있다. 이후 약재 확보, 한약 조제, 한약 탕전, 한약 추출의 네 단계를 거쳐 한약이 만들어진다. 모든 것이 신속하게 이뤄진다면 1~3일 후 약을 받을 수 있다. 그러나 앞서 약을 처방받은 대기 환자나 약재 수급에 따라 1~2주 이상이 소요될 수도 있으니 급하지 않게 진찰받는 것이 좋다.

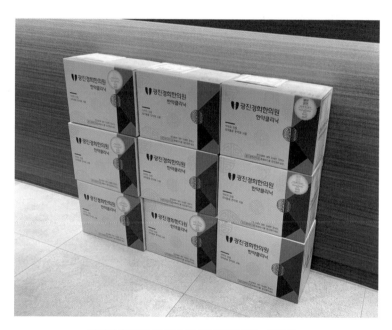

탕전이 완료된 후 배송을 기다리고 있는 한약들

부정맥과 함께 거동이 불편한 노인

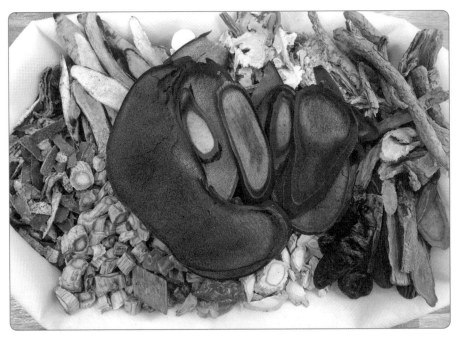

환자가 복용한 한약 사진

　70대 후반 할머니가 몸을 좀 가누게 해달라며 내원했다. 진맥해보니 부정맥이 매우 심했다. 그런데 병원에서 주는 부정맥 약을 먹었더니 몸이 더 안 좋아지는 것 같아서 약도 먹지 못하고 있다고 했다. 게다가 그런 와중에 대상포진까지 걸려서 고생을 많이 했다.

현재 상태는 몸에 힘이 없고 떨려서 지팡이를 짚지 않으면 거동이 불편할 정도였다. 소화 기능도 좋지 않아 식사를 제대로 못 했다. 병원에서는 파킨슨 초기라고 이야기했다고 한다.

부정맥의 원인은 단순히 심장 문제가 아니라 몸의 다양한 문제가 원인이 된다. 그래서 부정맥 약을 먹어도 잘 잡히지 않는 경우가 많다.[9] 많은 경우 부정맥이 조금 있다고 해서 당장 큰일이 나는 것은 아니므로 급하게 부정맥 약에 의존하지 말고 부정맥의 원인이 된 체질 상태를 꼼꼼히 점검해야 한다.

다행히 본 환자분은 경과가 좋아서 한약 한 제를 복용한 뒤 지팡이를 짚지 않고도 잘 걸어 다닐 수 있게 되었다. 부정맥도 예전보다 호전을 보였다. 몸 상태가 워낙 안 좋아 치료는 계속 받으셔야 했지만, 그간의 치료만으로도 눈에 띄는 호전을 보였다. 지금처럼만 잘, 계속해서 치료받으시라고 환자분과 보호자분께 당부하였다.

> ▶ **조금 더 알아보실 분만! 사진 속 한약은?**
>
> **이름:** 인삼황기탕 맥(人蔘黃芪湯 脈)
> **구성:** 진피, 황기(꿀과 함께 초), 백작약(약주로 초), 길경, 천문동, 반하(생강즙으로 법제), 당귀, 인삼, 백복령, 숙지황, 지골피, 감초(초), 생강에 녹용을 가미

---

9) 실제로 한 연구에서도 항부정맥제(양약)가 부정맥 환자 생존율 개선에 큰 의미가 없어서 점점 입지가 위축되고 있다고 밝힌 바 있다.

✎ 한자, 영어, 중국어는 한의사에게 필수

21세기는 정보화 시대이다. 환자를 치료할 지식을 얻어야 하기에 정보는 매우 중요하다. 수천 년간 쌓여온 수많은 의서에서 그 정보를 찾을 수도 있고, 요즘은 온갖 질병에 대한 연구논문, 그리고 한/양방을 포함한 각종 치료법에 대한 연구논문이 해외학술지에 실리는 경우가 많아서 영어 역시 필수이다. 심지어 한국 한의사가 쓴 한의학 논문도 해외 학술지에 영문으로 실리는 예가 많다. 더불어 중국 논문을 확인해야 할 때도 있어 중국어도 읽을 수 있어야 한다.

❧ 활발한 연구가 이루어지고 있는 한의학

한의학 분야
학술문서 283,903 | 참고문헌이 있는 학술문서 38,935
참고문헌 1,015,653 | 피인용문헌 48,963 | 학술지 257

	학술문서	참고문헌이 있는 학술문서	참고문헌	피인용문헌	학술지
Total	283,903	38,935	1,015,653	48,963	257
SCI(E)	38,240	8,257	219,273	15,837	62
SCOPUS	88,942	12,937	306,160	26,836	87
KCI	35,391	16,728	483,137	14,107	22
Open Access	14,547	2,960	80,636	6,975	12
기타	163,644	8,882	231,330	8,642	145
학위논문	9,158	407	20,174	970	11

Examples

5. Pharmacology of ginsenosides: a literature review
(2010) Wong Allce 외 1명 | 한의학 | 231회 피인용

29. Anti-inflammatory Activity of Herbal Medicines: Inhibition of Nitric Oxide...
(2005) Eunkyue Park 외 5명 | 한의학 | 105회 피인용

7. The Anti-inflammatory Activity of Scutellaria rivularis Extracts and Its...
(1996) Chun-Ching Lin 외 1명 | 한의학 | 203회 피인용

113. The Safety of Acupuncture during Pregnancy: A Systematic Review
(2018) jimin Park 외 3명 | 한의학 | 63회 피인용

25. Ginseng and Diabetes
(2005) Jing-Tian Xie 외 2명 | 한의학 | 109회 피인용

22. Anti-HIV Activity of Medicinal Herbs: Usage and Potential Development
(2001) JI An Wu 외 3명 | 한의학 | 115회 피인용

네이버 학술정보에서 검색되는 한의학 논문의 예

스트레스가 부른 구안와사

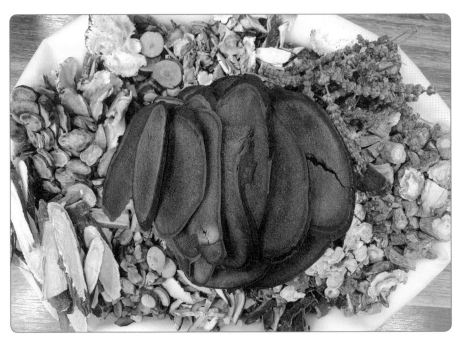

환자가 복용한 한약 사진

구안와사는 한의원에서 흔히 보게 되는 질환이다. 내원한 50대 여성은 5일 전 자녀 문제로 스트레스를 심하게 받은 뒤 갑자기 구안와사가 왔다. 즉시 근처 한의원에 가서 한약을 지었는데, 뒤늦게 사실을 알게 된 친언니가 환자분을 본원으로 모시고 왔다.

보호자분께 "이미 처방받은 한약이 있으니 먼저 복용하고 우리 한약을 쓰면 어떻겠습니까?"라고 말씀드렸다. 그러나 굳게 본인에게 약을 처방받고 싶어 하여 '이기거풍산'이라는 한약을 처방했다. 한약을 복용한 뒤 환자분은 수월하게 좋아졌다. 처음에는 눈이 안 감기고 입도 많이 돌아갔었는데, 3주쯤 지나 일반 사람들이 보기에는 못 알아볼 정도로 정상 상태로 돌아왔다. 추가적인 마무리 치료를 하고 모든 치료를 종결했다.

스트레스는 만병의 근원이다. 몸이 약한 상태에서 스트레스를 받으면 구안와사 등 각종 신경 질환이 생길 수 있다. 어떤 사람에게는 구안와사, 어떤 사람에게는 돌발성 난청, 어떤 사람에게는 대상포진이 생긴다. 돌발적 스트레스는 관리하기 힘들기 때문에 평소에 몸이 조금 약하다 싶으면 미리 몸을 만들어 놓는 것이 가장 좋은 예방법이다.

> **▶ 조금 더 알아보실 분만! 사진 속 한약은?**
>
> 이름: 이기거풍산(理気祛風散)
> 구성: 강활, 독활, 청피, 진피, 지각, 길경, 천남성(생강즙으로 법제), 반하(생강즙으로 법제), 오약(초), 천마, 천궁, 백지, 방풍, 형개, 백작약(약주로 초), 감초, 생강에 녹용을 가미

✎ 독활, 강활

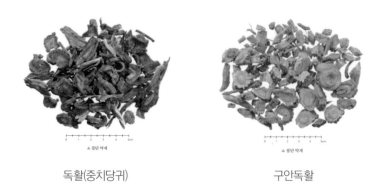

독활(중치당귀)　　　　　구안독활

　‘독활’과 ‘강활’은 풍(風) 질환과 관절통을 치료하는 대표 약재 중 하나이다. ‘독활(Angelica biserrata)’은 두 종류가 있는데, 기원약재(起源藥材)[10]인 ‘중치당귀[11]’와 대용약재[12]인 ‘구안독활(Aralia continentalis)’이다. 그래서 약재상에 ‘독활’을 요청하면 ‘구안독활’을 줄 수도 있으므로 어떤 것을 원하는지 정확한 이름을 말해야 한다.

---

10) 기원약재: ‘본래 사용해야 하는 약재’라는 뜻으로, 가장 적합한 약재를 말한다.
11) 중치당귀: 재밌게도 이름에 ‘당귀’가 붙어있다. 한약재로 많이 쓰이는 일반당귀와는 다르다.
12) 대용약재: 기원약재와 효능이 유사하다 여겨져 대신 사용되는 것. 넓은 범위로 대용약재까지 정품으로 인정하는 경우가 많고, 쓰면 안 되는 약재인 가품과는 다르다.

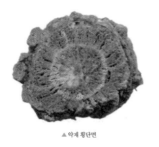

▲ 약재 횡단면

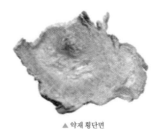

▲ 약재 횡단면

강활(잠강활)   남강활

'강활'도 마찬가지이다. 약업사에 '강활'을 요청하면 대용약재인 '북
강활'이나 '남강활'을 줄 수도 있다. 그러므로 기원품을 요청할 때에
는 명확히 '잠강활'로 요청해야 한다. 물론 대용약재라고 나쁜 것은
아니다. 그러나 정확한 효과를 위해서는 특별한 사유가 없으면 기원
약재를 사용하는 것이 바람직하다.

중풍 후유증으로 인한 인지장애

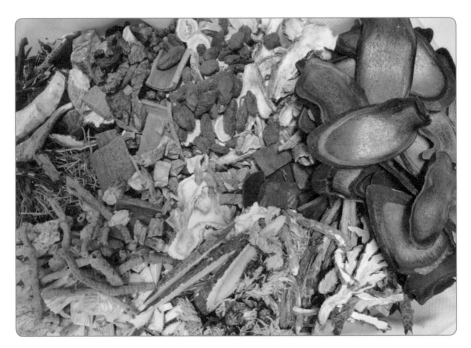

환자가 복용한 한약 사진

    뇌경색으로 인지장애가 온 50대 남성이 보호자의 도움을 받으며 내원했다. 뇌경색이 온 지 1년이 넘었는데, 아직도 우측 팔다리를 제대로 쓰지 못했다. 뇌에서 언어와 관련된 부위에 경색이 와서 말도 제대로 알아듣지 못하고 엉뚱한 대답을 하는 것은 물론, 의사표시도 제대로 할 수 없었다. 심지어 '우측 팔, 다리가 아프다.'라는 말조차 못 해 보호자가 그 사실을 몰랐다고 한다. 한의원에서 환자 상태를 진찰하며 아플 것이라 말해드리니 그때서야 알았다.

한의원 침대에서 올라갔을 때 "돌아누우세요."라는 말도 알아듣지 못했다. 그러던 환자가 한약을 한 제 복용하고 의료진도 놀랄 정도로 상태가 몰라보게 좋아졌다. "돌아누우세요."라고 하면 정확히 반응하기 시작했다! 그리고 본인의 의사 표현도 훨씬 명확해졌다. 질문에 맞는 대답도 하기 시작했다.

치료는 지속되었고, 처음에는 집 비밀번호를 못 눌렀는데 이제는 비밀번호를 누르고 출입도 가능해졌다. 그리고 본인이 무슨 주식을 가지고 있었는지도 모르고 방치해 놨었는데, TV를 보면서 본인이 가진 주식을 명확히 분간하기 시작했다고 한다. 1년간 차도가 없다가 불과 1달 사이에 일어난 일이다.

중풍은 본래 '졸중풍(卒中風)'이 정식 명칭인데, 앞의 두 자만 사용해 '(뇌)졸중'이라 부르기도 하고, 뒤의 두 자만 사용해 '중풍'이라 부르기도 한다. 뇌졸중은 또 '뇌경색'과 '뇌출혈'로 나뉘는데, 공통적으로 뇌세포가 손상되며 반신불수, 구안와사, 언어장애 등 여러 증상이 나타나게 된다.

그러나 우리의 뇌세포는 일부가 죽더라도 주위 뇌신경계에서 이를 보완하는 회복 시스템이 갖춰져 있다. 이를 '신경가소성'이라고 한다. 한약은 이러한 회복 시스템이 더 원활하게 작동하도록 도와줌으로써 중풍 환자의 회복을 돕는다.

▶ 조금 더 알아보실 분만! 사진 속 한약은?

이름: 강활유풍탕(羌活愈風湯)
구성: 창출(쌀뜨물로 법제), 석고, 생지황, 강활, 방풍, 당귀, 만형자(약주로 찜), 천궁, 세신, 황기, 지각, 인삼, 마황, 백지, 감국, 박하, 구기자, 시호, 지모, 지골피, 독활, 두충(생강즙으로 법제), 진교, 황금, 백작약(약주로 초), 감초, 육계, 생강, 원지(감초물로 법제), 석창포에 녹용을 가미

✎ 한의사가 환자를 대면할 때 가장 중요한 것

단언컨대 '필요한 질문을 하는 것'이다.

환자에게 어떤 질문을 해야 하는지 아는 것이 한의사의 실력이라 해도 과언이 아니다. 그렇다고 한의사가 질문을 할 때까지 기다려야 한다는 뜻은 아니다. 될 수 있는 한 모든 것을 한의사에게 말하는 것이 좋다. 그러면 한의사는 이를 토대로 당신에게 다시 적절한 질문을 해올 것이다.

원형 탈모부터 유전성 탈모까지

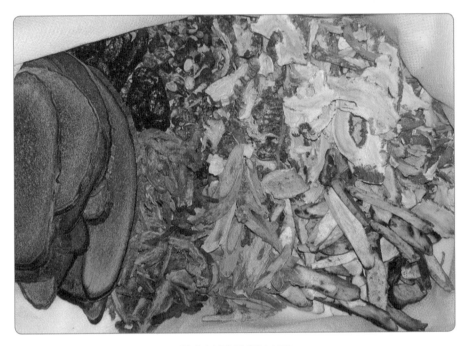

환자가 복용한 한약 사진

40대 초반 여성이 원형 탈모를 호소했다. 살펴보니 오른쪽 머리 중앙에 500원짜리 동전 2배 크기의 원형 탈모가 있었다. 원형 탈모를 빨리 낫게 하려면 다른 질환과 마찬가지로 몸 상태를 함께 보아야 한다. 환자분은 생리 시 덩어리가 많이 나오고 자주 어지러웠으며,

다리가 저리고 부었다. 가끔씩 이명도 들린다고 덧붙였다. 여러 몸 상태를 종합해 환자분에게 맞는 원형 탈모약을 처방했고, 여러 제의 한약을 복용한 뒤 원형 탈모는 완치됐다. 머릿결은 예전보다 훨씬 윤기가 났다.

탈모는 질환성 탈모와 노화성 탈모(유전성 탈모)로 나눈다. 질환성 탈모에는 원형 탈모, 지루성 탈모 등이 있으며, 한약을 통해 완치가 가능하다. 노화성 탈모는 진행을 최대한 늦추는 방향으로 치료해야 한다. 어차피 안 된다며 포기하지 않고 치료받는 것이 좋다. 20대에 탈모인이 되는 것과 60대에 탈모인이 되는 것은 큰 차이다. 게다가 발기부전이나 각종 부작용을 일으키는 일부 약들과는 다르게 한약은 몸을 건강하게 하면서 탈모를 치료할 수 있다는 큰 장점도 있다.

▶ 조금 더 알아보실 분만! 사진 속 한약은?

이름: 사물탕(四物湯)
구성: 숙지황, 백작약(약주로 초), 천궁, 당귀에 황금, 황련, 변향부자를 가미

한의학에서 보는 만성 방광염

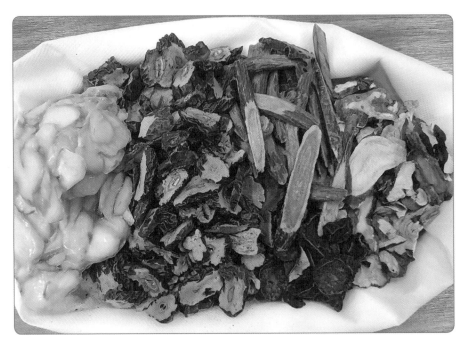

환자가 복용한 한약 사진

만성 방광염으로 고생하는 60대 여성이 내원했다. 방광염이 올 때
마다 항생제 치료를 했지만, 계속해서 재발했다. 그리고 방광염이 생
기지 않을 때도 소변이 시원치 않고, 배뇨통이 있었다. 체질 상태를
파악하기 위해 여기저기 문진해 보니 다리는 늘 시렸고, 비가 오려고

하면 땀이 많아지고 온몸이 쑤셨다.

이 환자분은 '풍습(風濕)'으로 진단하고 '백출부자탕'을 처방했다. '풍습'은 몸 곳곳에 관절통이 생기고, 몸이 찌뿌둥하며, 소변 장애가 생기는 것을 위주로 하는 질환이다. 재미있지 않은가? '방광염' 때문에 왔는데, 관절통과 몸이 찌뿌둥한 증상을 묶어서 새로운 병명으로 진단한 것이다. 이것이 바로 한의학의 묘미이다! 이처럼 몸 전체의 유기적 상태를 파악해야 비로소 제대로 된 진단과 치료가 가능해진다.

할머니는 한약을 복용하면서 항생제 없이 발작한 방광염 상태가 좋아졌고, 평소 소변을 볼 때 느껴지던 통증도 감소했다. 땀이 줄고 얼굴로 열이 뜨는 것도 개선되는 등 몸 상태가 전반적으로 좋아졌다. 호전 정도가 좋아 지속하여 치료받기로 하였다.

▶ 조금 더 알아보실 분만! 사진 속 한약은?

이름: 백출부자탕 습(白朮附子湯 湿)
구성: 백출, 부자(포), 감초(초), 대조, 생강

야뇨증에 좋은 다섯 가지 씨앗 약재

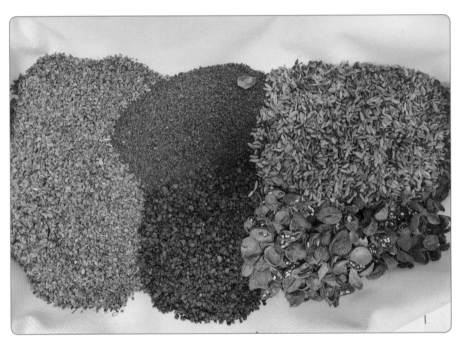

환자가 복용한 한약 사진

80대 할아버지가 온종일 소변이 잦아 불편함을 호소했다. 잦은 소변은 밤에도 잠을 자꾸 깨워 숙면할 수도 없었다. 할아버지를 진찰 후 노인이나 허약한 사람의 소변빈삭(小便頻數)에 효과적인 '오자원'을 처방했다. 부추의 씨인 '구자'를 포함해 익지인, 토사자, 사상자,

소회향 등 5가지 씨앗류 약재가 들어간 처방이다.

한약을 복용한 뒤 소변을 보는 횟수가 현저히 줄어들었다. 젊었을 때만치는 아니지만, 예전보다 훨씬 편하다고 하셨다. 노인의 소변 질환을 가벼이 여기고 그저 방치하거나 식품만 찾아 먹는 경우가 많다. 그런데 치료가 너무 늦어지면 치료 기간이 길어질 수 있으므로 안 좋다 싶을 때 빠르게 상태를 점검해 보기를 권한다.

▶ 조금 더 알아보실 분만! 사진 속 한약은?

이름: 오자원(五子元)
구성: 구자(초), 익지인, 토사자(약주에 담금), 사상자(초), 소회향(초)

노인의 요실금과 굽는 허리를 동시에

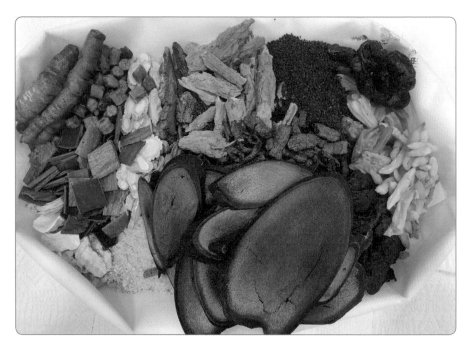

환자가 복용한 한약 사진

　70대 초반 남성이 내원했는데 허리를 펴려고 하면 등줄기가 아프고 힘이 없어 자신도 모르게 주저앉는다고 했다. 소변도 찔끔찔끔 새어 나오며 불편하다고 했는데, 진찰해 보니 특별히 한 곳이 문제 있는 것이 아니라 신체의 노쇠가 빠르게 진행되는 양상이었다. 몸을 제대로 돌보지 못해 남들보다 빨리 늙는 분들이 있다. 그런 분들에게는 또 그에 맞는 약을 써야 한다. 몸 상태를 꼼꼼히 살핀 뒤 '연령고본탕'을 처방했다. 치료 후 본인의 말로 예전보다 허리를 60% 더 잘 펼 수 있게 되었다. 말이 60%이지, 엄청난 차이이다! 그리고 엉덩이가 당기고 불편한 것은 물론, 소변이 새는 것도 좋아졌다. 평생 관리를 못 했던 노인의 치료는 20대처럼 100%가 되는 것을 바라보고 하는 치료가 아니다. 그렇게는 못 되더라도, 적어도 고통이 일상의 행복을 망치지는 말아야 하지 않겠는가? 그간 방치해 왔다고 계속 방치하지 말고, 지금이라도 관리를 시작해야 한다.

▶ 조금 더 알아보실 분만! 사진 속 한약은?

이름: 연령고본탕(延齡固本湯)
구성: 토사자(약주로 적심), 육종용(약주로 적심), 천문동(약주로 적심), 맥문동(약주로 적심), 생지황(약주로 적심), 숙지황(약주로 적심), 우슬(약주로 적심), 산수유(약주로 적심), 산약, 두충(생강즙으로 법제), 구기자, 백복령, 오미자, 인삼, 목향, 백자인, 복분자, 차전자, 지골피, 석창포, 천초, 원지(감초물로 법제), 감초(초), 택사(약주로 찜)에 녹용을 가미

🔍 한약의 포제

한의사가 약방문(藥方文)을 쓸 때는

① 가장 먼저 약재 구성, 즉 처방을 정한다.

② 뒤이어 개별 약재의 종류와 등급을 선택한다.

③ 끝으로 약재의 포제 방식을 정한다.

예를 들어보겠다. 환자를 진찰 후

① 산조인, 육계 등으로 이뤄진 '황기십보탕'으로 처방을 정한다.

② 산조인은 기원품인 '원산조인'을 쓰고, 육계는 yb1 등급의 육계
를 쓰기로 한다.

③ '원산조인'은 볶는 방식으로 포제하고, 육계는 포제 없이 그대로 쓰
기로 한다. 이렇게 준비가 완료되면 이것들을 모아 달이게 된다.

여기서 말하는 '포제'란 무엇일까? 우리가 양파를 물에 담가 매운
맛을 빼듯이, 약재 고유의 특성을 변화시키기 위해 가공 과정을 거
치는 것을 '포제'라고 한다. 포제를 통해 특정 약의 자극성이 약화될
수 있고, 성분이 몸에 더 잘 흡수되게 할 수도 있다. 필자는 포제를
조금 더 철저하게 신경 쓴다. 수고스럽지만 더 정확하게 약을 처방하
기 위해서이다.

26

오래된 여드름, 얼굴의 열을 내려 치료하다

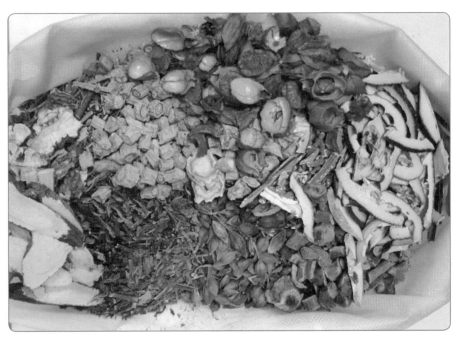

환자가 복용한 한약 사진

초등학교 6학년 때부터 여드름이 생겨 고민하던 여고생이 내원했다. 이마가 가장 심했고, 볼에도 여드름이 많았다. 열이 자주 올라서 그런지 얼굴도 전반적으로 붉었다. 눈 충혈도 심했다. 그리고 역류성 식도염도 있었으며, 소화가 잘되지 않아 늘 속이 더부룩했다. 변비도 약간 있어서 이틀에 한 번 정도 변을 보았다.

이 환자가 여드름을 아무리 짜내고 항생제를 먹어도 계속 재발했던 이유는 얼굴에 오르는 열과 관련되어 있었다. 그래서 얼굴의 열을 내려줌과 동시에 여드름이 없어지게 하는 한약을 처방했다. 약을 먹은 지 세 달 정도가 지나면서 여드름이 몰라보게 좋아졌다. 얼굴에 뜨는 홍조도 거의 다 없어졌다. 그간 받던 피부 시술은 병의 말단만 치료한 것이다. 병의 뿌리를 치료하려면 반드시 이 환자처럼 체질을 고려한 한약을 복용해야 한다.

▶ **조금 더 알아보실 분만! 사진 속 한약은?**

이름: 청상방풍탕(淸上防風湯)
구성: 황금, 천궁, 형개, 방풍, 황련(약주로 초), 치자, 박하, 감초, 연교, 길경, 백지, 지각. 탕전 시 죽력을 추가

✎ 피부 질환 치료의 원칙

　각종 피부 질환은 피부 그 자체에만 시선을 빼앗기면 잘 치료되지 않는다. 반드시 피부 질환을 만드는 비정상적인 몸 상태와 체질 상태를 봐야 한다. 아래 사진은 모낭염이 치료되는 과정이다. 상당히 심했지만 적절한 적절한 치료로 2개월 만에 치료되었다.

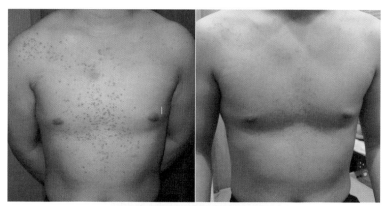

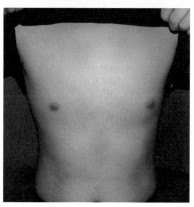

처음 내원 시 – 2개월 후(치료완료)
– 8개월 후 (사후관찰)

피부 질환은 재발 여부 체크를 위해 호전 후에도 지속 확인해야 한다. 위 환자도 치료가 완료되고 수개월이 지나 다시 한 번 상태를 체크 했다. 재발은 없었고, 색소침착도 잘 빠지고 있는 것을 확인했다.

27

한약으로 간 수치를 낮추다

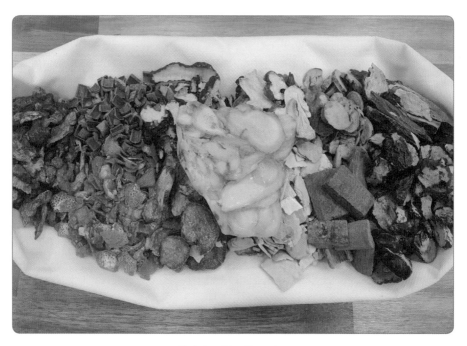

환자가 복용한 한약 사진

    30대 남성이 내원했는데, 한약 처방 전의 사전 검사로 간 수치를 재보니 AST=79, ALT=55였다. 참고로 정상 간 수치는 둘 모두 40 미만일 때이다. 만성적으로 간 수치가 올라가는 이유로는 잘못된 약물 사용, 알콜성 간 질환, 지방간 등 여러 이유가 있지만, 검사상 원인을 알 수 없는 만성 간 수치 상승도 많다. 환자분도 음주를 하는 분도 아니었고, 특별한 간 수치 상승의 원인을 알 수 없었다. 그러나 진찰해 보니 피로는 물론이고 몸 곳곳이 편치 않아서 이러한 복합적인 몸 상태가 간 수치 상승에 영향을 준 것으로 생각됐다. 그래서 환자의 몸을 치료해 주며 간 수치를 낮춰주는 한약을 처방했는데, 이 약을 한 제 복용한 뒤 환자의 간 수치는 AST=35로 낮아졌고, ALT는 20 미만으로 둘 모두 정상 수치가 되었다.

이처럼 간 수치가 높은 환자도 몸의 복합적인 상태와 체질에 맞춰 적절한 약을 처방해야 한다. 간 수치를 내려주는 약을 아무리 먹어도 안 내려간다는 환자들이 많은데, 그 이유는 '간 수치'라는 단편적인 정보만 보고 약을 써서 그런 경우가 많다. 반드시 본인의 체질과 몸 상태에 맞는 약을 먹어야 한다. 더불어 건강한 생활 습관을 갖는 것도 매우 중요하다.

▶ 조금 더 알아보실 분만! 사진 속 한약은?

이름: 위령탕(胃苓湯)
구성: 창출(쌀뜨물로 법제), 후박(생강즙으로 법제), 진피, 저령, 택사(약주로 찜), 백출, 적복령, 백작약(약주와 함께 초함), 육계, 감초, 생강, 대조

28

높은 간 수치와 소변 문제

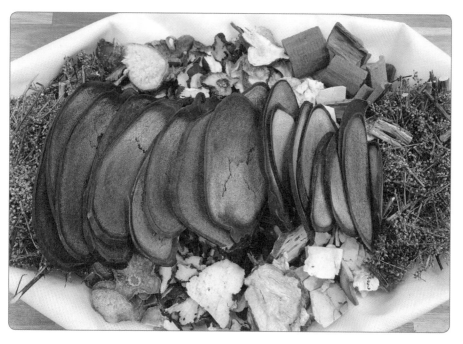

환자가 복용한 한약 사진

간 수치가 AST=118, ALT=136로 정상보다 높고 만성피로에 시달리는 50대 여성이 내원했다. 일하느라 물도 제대로 못 마시는데 밤에 중간중간 깨서 소변을 2~3차례나 본다고 했다. 한약을 복용하게하고 일주일 뒤 다시 검사하자 간 수치가 AST=30, ALT=30으로 내려갔다. 한약을 지속 복용하게 하면서 일주일 뒤 또다시 검사해 보니 AST, ALT 모두 20 미만으로 측정되었다. 100이 넘던 간 수치가 불과 한 달도 되지 않아 완전 정상 수치로 내려온 것이다! 그리고 만성 피로와 함께 소변을 자주 보던 것도 좋아졌다.

▶ 조금 더 알아보실 분만! 사진 속 한약은?

이름: 인진오령산(茵蔯五苓散)
구성: 인진, 택사(약주로 찜), 저령, 백출, 적복령, 육계에 녹용을 가미

✎ 간 기능 개선에 유익한 유명 한약재

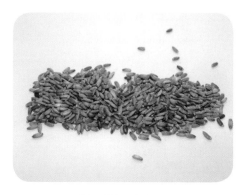

흰무늬엉겅퀴의 씨앗

흰무늬엉겅퀴의 한약명은 '수비계'이다. 대중에게는 '밀크씨슬'로 잘 알려져 있다. 씨앗 속 성분 '실리마린'이 간 기능 개선에 효과적이다.

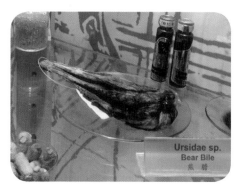

웅 담

'우루사'로 유명한 우루소데옥시콜산은 웅담에서 나오는 성분으로써 오래전부터 한의학에서 간 기능 개선 및 황달 치료를 위해 사용했다.

대중에게 잘 알려진 두 가지 한약재를 예시로 가져와 보았다. 사실, 간 기능 개선에 유익한 한약재는 수없이 많아서 위 두 가지가 간 기능 개선을 대표하는 것이라 라 볼 수는 없다. 진찰을 통해 내 몸 상태에 맞는 것을 복용하는 것이 중요하다.

29

신장을 치료하는 한약

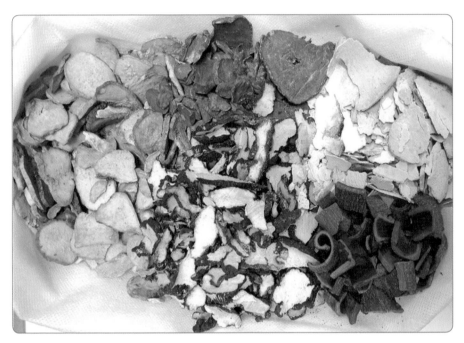

환자가 복용한 한약 사진

한의원에서 치료받던 환자가 어느 날 60대 어머니를 모시고 내원했다. 신장이 좋지 않아 병원에서 꾸준히 치료를 받고 있지만, 크레아티닌 수치가 계속 증가하고 있다고 했다. 1년 동안 매달 진행한 검사에서 4점대였던 수치가 8점대로 올라갔다. 한의원에 내원한 후로

3달 동안 한약을 꾸준히 복용했다. 급격히 올라가던 수치는 더 이상의 상승을 멈췄고, 오히려 7점대로 내려가며 잘 유지되었다. 그리고 컨디션도 괜찮았다. 생활 습관 개선법도 알려드렸는데, 그 부분은 잘 되지 않는 모양이었다. 병행됐으면 훨씬 더 좋아졌을 것이다.

그러나 환자의 불안감과 대중 인식이 참 무섭다. 신장은 무조건 나빠질 것이며, '투석'만이 답이라는 그 생각 말이다. 아쉽게도 잘 치료되던 환자분은 스스로 불안감을 이기지 못해 치료를 중단하고, 투석을 시작했다.

치료를 중단했음에도 본지에 싣는 이유는 크레아티닌 수치가 꽤 높았던 환자의 치료 사례이기 때문이다. '신장 기능은 되돌릴 수 없다.'라는 생각에 사로잡혀 투석만 기다리지 말고, 체질을 바꾸고, 생활 습관을 바꾸면 신장이 좋아질 수 있다는 사실을 기억하자.

▶ **조금 더 알아보실 분만! 사진 속 한약은?**

이름: 오령산(五苓散)
구성: 택사(약주로 찜), 저령, 백출, 적복령, 육계

✎ 한약의 올바른 복용 기간

한약은 몸 상태에 맞춰 처방하므로 여유만 된다면 일 년 내내 복용하는 것이 좋다. 그러나 한약은 기본적으로 한 제만 복용해도 몸에 좋은 영향을 준다. 그리고 효과의 지속을 위해서는 한 번에 최소 두 달 이상은 복용하는 것이 좋다. 그래야 한약의 효과가 몸에 잘 기억되기 때문이다.

나이가 많거나 질환이 오래되었다면 효과 유지를 위해 더 오랜 기간 한약을 복용하는 것이 좋다. 반면에 나이가 어린 아이들은 한약을 짧게 복용해도 그 효과가 성장 내내 지속되고, 성인기가 되어서도 영향을 끼친다. 질환이 얼마 되지 않았을 때 한의원에 내원한 경우도 마찬가지로 예후가 더 좋다. 만일 약의 효과가 지속되지 않았다면 몸이 필요로 하는 기간 동안 충분히 복용하지 않아서이다. 한의사와 상의한 뒤 제대로 된 기간 복용하면 우리의 체질은 반드시 변한다.

IgA신증, 분명히 평생 약을 먹어야 한다고 했는데?

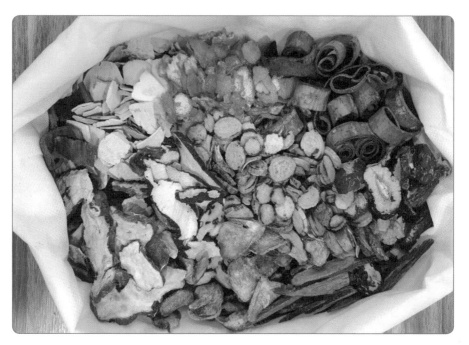

환자가 복용한 한약 사진

중학생 때 난치성 질환 중 하나인 IgA신증 진단을 받은 남성이 내원했다. 현재는 어느덧 20대가 됐으며, 여전히 정기적으로 대학병원에 다니고 있었다. 난치성 질환 판정으로 군 현역 제외 판정까지 받았으며, 평생 약을 먹어야 한다는 이야기를 들었다.

그러나 본원에서 치료받은 뒤 건강 상태가 양호하게 유지되어 양약을 중단했고, 2년이 지난 지금까지도 복용하지 않는다. 약을 끊은 후로도 수년간 다니던 대학병원에 지속하여 다니며 건강을 체크하고 있는데, 문제없이 수치가 잘 관리되고 있다.

만성 질환 시 특정 약을 끊으면 큰일 난다고 알고 있는 환자들이 많다. 그러나 약을 끊고, 정상 생활로 돌아올 수 있는 질환들이 생각보다 많다. 그러므로 이러한 질환의 환자들은 반드시 치료 가능성을 확인하기 위해 한의사를 만나보기를 바란다.

▶ 조금 더 알아보실 분만! 사진 속 한약은?

이름: 위령탕(胃苓湯)
구성: 창출(쌀뜨물로 법제), 후박(생강즙으로 법제), 진피, 저령, 택사(약주로 찜), 백출, 적복령, 백작약(약주와 함께 초함), 육계, 감초, 생강, 대조

건강에 이로운 한약 다이어트

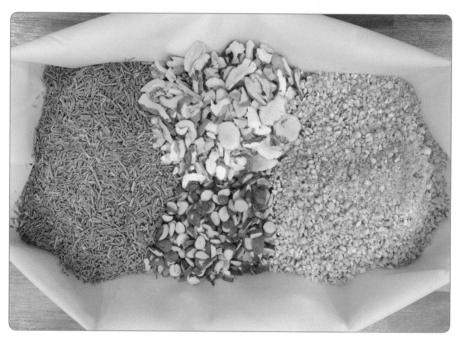

환자가 복용한 한약 사진

다이어트 한약을 찾는 환자가 매우 다양하다. 어떤 환자는 82kg 이었는데 3달 만에 68kg이 되었고, 어떤 환자는 이미 54kg이라는 날씬한 체중이었는데 49kg이 되고 싶어서 약을 먹었고, 성공했다. 사례의 처방을 복용한 환자는 30대 중반 여성이었는데, 72kg에서

약 62kg로 감량했다. 독성이 없으니 하면 하는 만큼 건강해지면서 더 빠질 수 있다. 천연 성분을 사용하기 때문에 효과가 좋으면서도 몸에 순하다.

▶ 조금 더 알아보실 분만! 사진 속 한약은?

이름: 마행의건탕(麻杏薏乾湯)
구성: 마황, 행인, 의이인, 건율

현대인을 괴롭히는 통풍

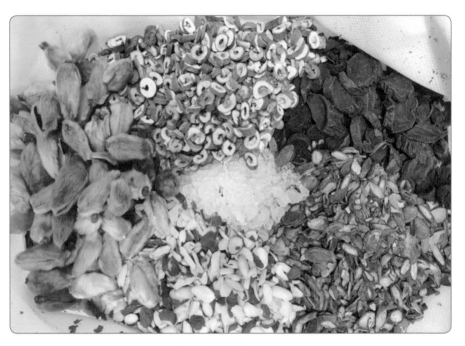

환자가 복용한 한약 사진

통풍은 주기적으로 한 번씩 몸의 특정 관절에 극심한 통증이 찾아오는 질환이다. 이를 한약으로 고칠 수 있을까? 내원한 환자는 30대 남성으로서 두 달에 한 번씩 통풍 발작이 일어났다. 그뿐만 아니라 3주에 한 번씩 축농증이 생겨 한 달 중 일주일은 반복적으로 항생제를 먹어야 했다.

　한약을 복용하며 증세가 모두 호전되었고, 그 후 1년간 경과를 관찰했다. 다행히 한약을 중지했음에도 통풍은 한 번도 오지 않았다. 축농증은 일 년 중 딱 한 번, 과음한 다음 날에만 생겼고, 그 외에는 전혀 없었다고 한다. 한약을 잘 복용하고 한의원과 상의한 대로 체중 관리도 열심히 한 환자분의 노력이, 좋은 성과를 만든 것이라 생각한다.

▶ 조금 더 알아보실 분만! 사진 속 한약은?

이름: 대황목단탕(大黃牧丹湯)
구성: 대황(약주로 찜), 망초, 목단피, 도인, 과루인에 신이를 가미

✎ 한의학 교육에 관한 관심

한의대에 다니던 시절부터 한의학 교육에 관심이 많았다. 대학 교육 내용 중에는 개선되면 더욱 좋을 것 같은 부분들이 많이 보였고, 사문화(死文化)되어 버린 내용들도 있어서 여러 교수님을 만나 한의대 교육의 발전 방향에 대해 여쭙고 논의했다.

그리고 졸업 후 한의학 교육을 전문으로 연구하는 한의교육학대학원에 진학했다. 학부생 때는 존재하지 않았던 한의교육대학원의 설립과 동시에 들어갔기 때문에 한의사 중에서는 최초였다.

여성의 건강은 자궁에서부터 시작된다. 그래서 생리 주기, 생리통, 생리 전 증후군 등 월경의 문제를 먼저 살핀다. 근래 호르몬제나 진통제를 아무렇지 않게 장기 복용하는 사람들이 증가하고 있다. 종류에 따라 조금씩 차이는 있지만 오래 복용하는 진통제는 소화기나 간에 안 좋을 수 있고, 호르몬제는 발암 확률을 높일 수 있다. 그러므로 그저 증상만 가라앉히려 할 게 아니라 근본적으로 상태가 좋아지게 할 방법을 찾아봐야 한다. 이는 폐경 이후의 여성에 있어서도 마찬가지이다.

그 외에도 자궁에 생기는 문제는 다양하다. 자궁근종, 자궁내막증, 자궁선근증, 자궁경부 이형성증 등이 대표적이다. 자궁 건강이 몸 전체의 건강에 영향을 주듯 몸 전체의 건강도 자궁 건강에 영향을 준다. 그래서 여러 자궁 문제가 있으면 몸 상태도 함께 체크해야 한다. 내 자궁근종이 사실은 과식 때문에 온 것일 수도 있고, 내 자궁경부 이형성증이 사실은 피로와 관련되어 온 것일 수도 있다.

5장

여성질환 진료일기

여성의 건강을 결정하는 자궁

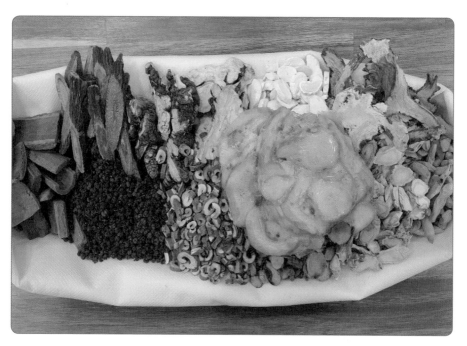

환자가 복용한 한약 사진

30대 중반 여성이 내원했다. 항상 생리가 늦고 생리통과 수족냉증이 매우 심했다. 임신을 원하는데 안 된다고 했다. 여성분은 체중도 정상보다 많이 나갔는데, 생리 불순 등 건강에 이상이 생기면 체중 조절에도 문제가 생긴다. 먹고 싶을 때 먹고, 먹지 않아야겠다고 생각할 때 먹지 않는 능력은 균형 잡힌 건강 상태에서 나오기 때문이다. 몸의 균형이 무너지면 식욕이 정상적이지 않아 지나치게 마르기도 하고, 지나치게 체중이 늘기도 한다.

여성의 생리 주기는 매달 일정한 것이 좋으며, 생리통은 '전혀' 없는 것이 정상이다. 그저 '생리를 하는구나.'라는 정도의 느낌만 있어야 한다. 이 환자에게는 생리통 완화와 자궁 건강 개선을 위해 자궁을 따뜻하게 하는 '온경탕'을 처방했다. 한약 복용 후 생리통과 수족냉증이 좋아졌고 신체의 여러 불편감도 사라졌다.

▶ 조금 더 알아보실 분만! 사진 속 한약은?

이름: 온경탕(温経湯)

구성: 맥문동, 당귀, 인삼, 반하(생강즙으로 법제), 천궁, 목단피, 아교주, 감초(초), 오수유, 육계, 생강

2

자궁 적출 후 생긴 소화불량

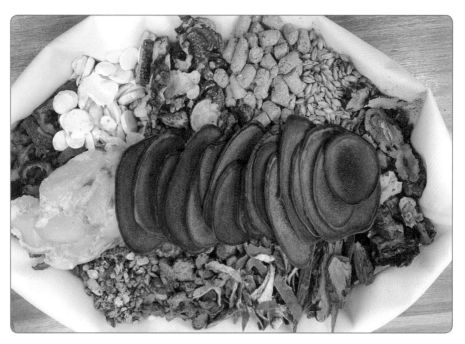

환자가 복용한 한약 사진

50대 여성이 5년 전 자궁근종으로 자궁 적출 수술을 받은 뒤 몸이 좋지 않다고 내원했다. 소화가 안 되고 자주 얹혔으며, 생리하던 때만 되면 생리는 하지도 않는데도 머리가 무겁고 속이 메스껍다고 했다. 그리고 몇 달 전부터는 정수리에서 눈썹까지 무겁고 맑지 않은 느낌도 든다고 했다. 이 환자분은 다행히 한약을 복용하고 증세들이 많이 호전되었다.

우리나라에서는 2000년~2010년 사이에, 아니 어쩌면 지금까지도 출산이 끝난 여성들의 자궁을 '필요 없는 것'으로 여겨 조금만 문제가 있어도 적출하는 것이 유행처럼 번졌다. 그러나 출산이 끝났다고 해서 자궁을 불필요한 기관으로 바라봐서는 안 된다. 신체 기관은 존재 자체로 몸의 순환계와 연결돼 있어서 적출 시 부작용이 발생할 수밖에 없다. 실제로 '자궁 적출 후 증후군'이라는 병명이 존재할 정도이다. 그 증상으로는 대표적으로 소화불량, 허리 통증, 그리고 상열감이 있다. 다행히 요즈음은 근종만 제거하지, 자궁 전체를 다 들어내는 경우는 많이 줄어든 것 같다. 자궁근종은 일반적으로 폐경 후 크기가 줄어들고, 한약 복용 등 비수술적 요법으로 줄일 수도 있으므로 섣불리 자궁 전체를 들어내어 환자분들이 추가로 고생하는 일은 없었으면 한다.

▶ 조금 더 알아보실 분만! 사진 속 한약은?

이름: 정전가미이진탕(正伝加味二陳湯)
구성: 산사, 향부자(약주로 초), 반하(생강즙으로 법제), 천궁, 창출(쌀뜨물로 법제), 진피, 백복령, 신국(초), 사인, 맥아(초), 감초(초), 생강, 대조에 녹용을 가미

저는 79년생 40세 여성입니다

현재 6살 1살 두 아이가 있지만 임신하기 까지 많은 노력과 시간이 들었습니다

20대 초반 난소에 물혹이 생겼고 생리통이 무척 심했습니다

물혹이 커져서 수술로 하게 되었고 수술후 오아 지나지 않아 생리 불순이 시작되었고

다낭성난소증후군 이라는 말을 들었습니다

생리불순은 심해졌고 어느순간부터는 호르몬주사 (생리 나오는주사) 를 맞지 않으면 생리를

하지 않았습니다

어렸을 때는 그냥 편하고 좋아서 신경쓰지 않았지만 …

나이가 들고 결혼을 하고 나니 문제가 되더라고요 …ㅜㅜ

임신을 하기 위해 유명한 산부인과 교수님을 찾아 다녔고 피임약으로 주기를 맞추려다

피임약 부작용으로 우울증이 와서 죽으려고 며러번 겪었습니다

그년여의 고생 끝에 드디어 아기가 생겼고 건강하게 출산을 하고 6개월이 지났는데

생리를 하지 않아 결국 또 호르몬 요법에 의존하여 매달 생리를 하스럽게 했고

둘째 아이 역시 1년여의 고생 끝에 만날수 있었습니다

어려운 임신과 셋 애서 갑상선 기능 저하증이 생겼고 지금 앞쪽거리가 생기고 호르몬 부작용으로 몸은

퉁퉁붓고 살이 급격하게 쩌게되니 여기저기 아픈곳이 많아졌습니다

둘째 아이 출산후 여기저기 아파 참아도 못으려고 앉아보다 집에서 가까운 상진 경희 한의원

오 방문 → 원장님이 너~우 젊으셔서 의심반 … 기대반 …

상담하는 동안 너무도 친절하고 자세하게 설명해주셔서 좋았고 좋아질수 있다는 확신을

모아에서 믿고 따르기로 했습니다

치료를 시작하고 이틀 째에는 멈추었던 오로 (출산후 자궁안에 남아있던 찌꺼기가 나오는것) 가

3일동안 아서 나오고 20일쯤 지나 (침도 맞고 약도 지어 먹었지요) 생리가 시작되었구요

10년이 넘는 시간동안 호르몬 주사도 맞지 않으면 스스로 할수 없던 생리가 …

당반으로고 셍겨했습니다

처음 과도원 원장님과 상담중에 다낭성 난소증후군은 100% 고칠수는 없더라도 스스로

생리를 할수있도록 도와주겠다고 확신을 가지고 하신 말씀이 생각나고

그 약속이 이렇게 빨리 효로 상상도 못했습니다

너~우 감사하고 감사합니다

앞으로도 잘 무탁드리고 건강챚도 때까지 원장님 믿고 따르렵니다 ~♡

그리고 저처럼 생리불순으로 시작해 난병까지 …

걱정마셔는 분들 힘내시고 치료 받으셔서 좋은 결과 있길 기도합니다

자궁근종의 크기가 작아지다

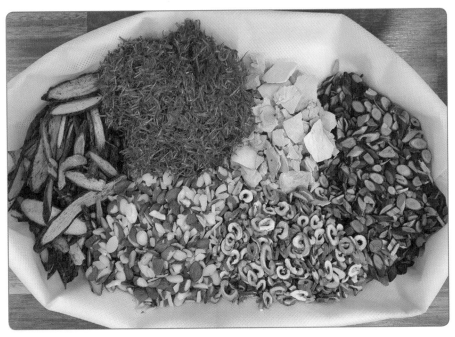

환자가 복용한 한약 사진

40대 여성이 자궁근종 치료와 몸 관리 차원에서 내원했다. 자궁
근종은 '징가(癥瘕)'라고 하여 수천 년 전부터 의서에 기록되어 온 질
환이다. 폐경 전에는 근종이 자연히 커지는 경향성이 있어서[13], "현

---

13) The prevalence of clinically significant myomas peaks in the perimenopausal years
and declines after the menopause. sahana Gupta et al.

재 상태로 봐서 한약으로 유지만 해도 좋은 것이다."라고 말씀드리고 치료를 시작했다. 그런데 다행히 자궁근종의 크기가 6cm대에서 4cm대로 작아졌다! 꾸준히 치료받으시면서 우리 한의원을 진심으로, 그리고 많이 좋아해주셔서 깊이 감사하는 마음을 갖고 있는 환자분이다. 책을 빌려 다시 한 번 감사드린다.

▶ 조금 더 알아보실 분만! 사진 속 한약은?

이름: 계지복령환(桂枝茯苓丸)
구성: 계지, 적복령, 목단피, 적작약, 도인에 홍화를 가미

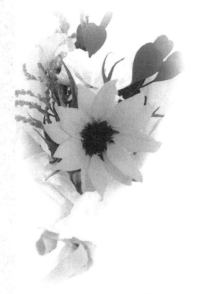

존경하는 곽도원 원장님♡

정성과 사랑으로 잘 치료해주셔서
몸이 많이 좋아지고 건강해져서
마음도 한층 밝아져 행복하답니다^^
은혜에 깊이 감사드리고 ❀
항상 건강하시고 행복하세요

2020. 7월 EJ

곽도원 원장님♡

건강을 선사해주시고
따뜻한 말씀과 칭찬으로
격려해 주셔서 감사합니다.

덕분에 몸과 마음이 건강해지고
항상 감사하는 사람이 되었습니다.

긍정적이고 감사하는 삶이
꽃길이 아닌가 생각합니다.

베풀어 주신 은혜 항상 기억하며
감사와 기쁨의 꽃길만 걷겠습니다.

원장님도 항상 건강하시고
꽃길만 걸으시길 기원합니다.

2020 가을 이은진 드림

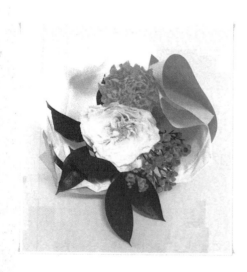

4

가장 좋은 임신은 단연 자연 임신

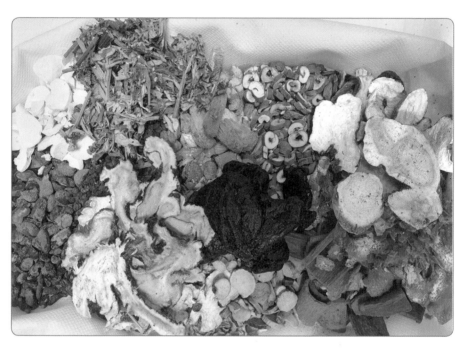

환자가 복용한 한약 사진

4년간 아이가 생기지 않아 고민하던 30대 부부가 내원했다. 불임은 남편과 아내가 함께 치료받는 것이 좋다. 내원한 부부에게도 각자의 체질에 맞춰 한약을 처방했다. 그리고 불과 2개월이 지나지 않아 임신에 성공했다. 사진은 아내에게 처방한 한약이다.

난임 환자는 한약 처방뿐만 아니라 부부 각자의 몸 상태는 물론 부부간의 관계 등 여러 가지 요소를 종합적으로 고려해 '솔루션'을 제공해야 한다. 부부 모두 이를 잘 따라준 덕분에 수월하게 임신이 되었다.

> ▶ **조금 더 알아보실 분만! 사진 속 한약은?**
>
> 이름: 조경종옥탕(調経種玉湯)
> 구성: 숙지황, 향부자(약주로 초), 당귀(약주로 주세), 오수유, 천궁, 백작약(약주로 초), 백복령, 현호색, 목단피, 건강(포), 육계, 애엽, 생강

✎ 자연 임신을 시도해야 하는 이유

자연적으로 임신 된 아이가 훨씬 더 건강하다. 임신이 안 된다는 것은 아이를 가질 몸 상태가 아니라는 뜻이다. 그리고 건강이 안 좋은 부모 몸에서 호르몬제를 통해 억지로 뽑아낸 난자가 건강할 가능성은 크지 않다. 또한, 정자 선택의 문제도 있는데, 자연적으로 수정한 정자는 수억 마리 정자와의 경쟁 속에서, 자궁 환경이라는 시험대를 뚫고 난자가 있는 곳까지 들어간 우수한 정자이다. 배지에서 수정하게 하는 것이나 사람이 찾아 주입하는 것과는 차원이 다르다.

실제로 연구에 따르면 자연 임신으로 태어난 아이가 체외수정으로 태어난 아이보다 두 배 이상 건강하다. 기형아 확률도 두 배 이상 낮다.[14] 미국의 유명 병원 메이요클리닉에서도 보조 생식술 중 IVF(체외수정)의 부작용으로 조산, 저체중아 출산, 난소 과자극 증후군, 유산, 자궁 외 임신, 기형, 암, 스트레스를 비롯해 시술 과정 중 손상 등이 생길 수 있다고 말한다. 명시된 부작용만 이 정도이니, 눈에 띄지 않는 건강 손상은 훨씬 더 많을 것이다.[15] 더욱이 시술이 한 번에 성공하는 것도 아니다.

---

14) Michèle Hansen et al. The Risk of Major Birth Defects after Intracytoplasmic Sperm Injection and in Vitro Fertilization. N Engl J Med 2002.

15) https://www.mayoclinic.org/tests-procedures/in-vitro-fertilization/about/pac-20384716

그리고 위에서 보듯이 자연 임신을 하지 않았을 때의 두 번째 문제
는 어머니의 건강에 주는 영향이다. 다시 말하지만 임신할 몸 상태가
아니면 인간은 자연히 아이를 갖지 않게 되는데, 억지로 아이를 만
들었으니 몸에서 잘 유지하는 게 쉽지 않다. 그래서 보조 생식술로
임신한 분들의 V-log 같은 것들을 보면 임신 중에도 내내 치료 받으
러 다니며 힘들어하는 경우들을 볼 수 있다.

물론, 모든 치료법에는 나름의 의미가 있어서 보조 생식술을 무조
건 지양하라는 뜻은 아니다. 그러나 의료진을 접했을 때 첫 시도는
반드시 자연 임신을 위한 시도가 되어야 하며, 시술을 통한 임신은
최후의 수단이 되어야 한다. 그리고 또 하나 기억하자. 난임 병원에
갔는데 결혼 연차나 부부관계 횟수를 물어보지 않는다면 그 병원은
올바르지 않은 병원이다. 최대한 정상적으로 임신할 가능성을 체크
해야 하는 것이 의료인의 의무이기 때문이다.

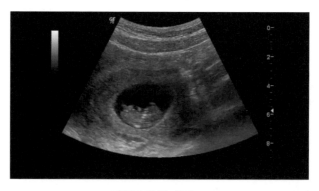

자연임신 된 태아

인공수정으로 실패하고 한약으로 성공하다

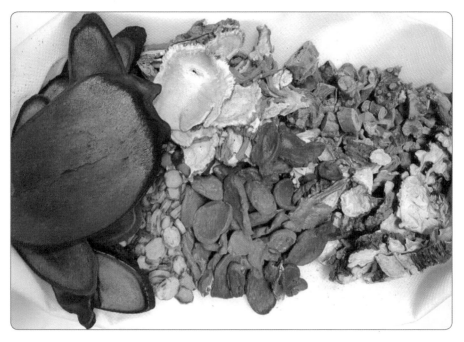

환자가 복용한 한약 사진

    결혼한 지 4년이 넘었고, 인공수정을 두 번 시도했지만 모두 실패한 30대 부부였다. 원래는 피부가 좋았던 아내는 호르몬제 때문에 피부가 많이 건조해지고 여드름이 잔뜩 생겼으며, 건강도 나빠졌다. 그렇다고 임신이 된 것도 아니니, 몸만 버리고 얼마나 안타까운가!

아내의 몸 상태가 많이 안 좋아서 임신 준비에 앞서 몸 상태를 복구하는 데 집중했다. 재차 강조하지만, 어머니가 건강한 상태에서 임신을 해야 태아가 건강하고, 유산도 방지할 수 있다.

한약을 지속적으로 복용한 결과 피부도 좋아지고, 평소 느끼던 심한 갈증이 해소되었으며, 얼굴에 열이 올라오는 것도 좋아졌다. 푸석푸석하던 안색도 예전처럼 다시 좋아졌다. 멀리서 내원한 부부인데 참 열심히 해주었다. 한약을 모두 복용하고 그해 말 아이가 생겼다. 자연 임신이 된 것이다. 아이는 건강하게 잘 태어났고, 아주 씩씩하게 잘 크고 있다.

▶ 조금 더 알아보실 분만! 사진 속 한약은?

이름: 금궤당귀산(金匱当帰散)
구성: 황금, 백출(황토와 함께 초), 당귀, 천궁, 백작약(약주로 초)에 녹용 가미

6

유산 후 보약을 먹던 중 아이가 찾아왔다

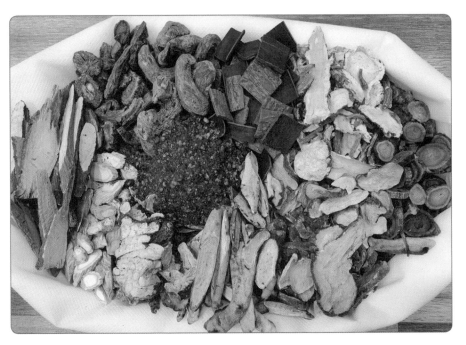

환자가 복용한 한약 사진

　30대 후반 여성이 유산 후 쇠약해진 건강을 회복하기 위해 내원했기에 한약을 처방했다. 다행히 생리 주기가 규칙적이고, 생리통도 심하지 않았다. 추위는 조금 많이 타는 체질이라 몸을 따뜻하게 해줄 필요는 있었다. 유산 후에는 특히나 더 관리를 잘해야 건강한 임신이 가능하며 반복적인 유산도 막을 수 있다.

그런데 얼마나 기쁜 소식인지, 한약을 한 제 다 복용하기도 전에 또 새로운 생명이 찾아왔다고 한다! 컨디션도 좋아졌다며 고맙다는 인사를 건네주었다. 임신 중에도 불편한 점이 있거나 도움이 필요하면 연락 달라고 말씀드린 뒤 통화를 마쳤다.

▶ 조금 더 알아보실 분만! 사진 속 한약은?

이름: 궁귀보중탕(芎帰補中湯)
구성: 황기, 당귀, 백출, 두충, 백작약(약주로 초), 건강(포), 아교주, 천궁, 오미자, 목향, 인삼, 감초

⚓ 조선 시대 왕비들은 임신 중 반드시 한약을 복용했다

Orient Pharm Exp Med (2015) 15:227–237
DOI 10.1007/s13596-015-0208-4

Online ISSN 2211-1069
Print ISSN 1598-2386

RESEARCH ARTICLE

Study on prescriptions for pregnancy and childbirth of the royal family in Joseon dynasty

Dowon Gwak[1] · Jinbong Park[1] · Jae-Young Um[1] · Dongryul Kim[1] · Hyunkyung Kim[1] · Wung Seok Cha[1]

조선 시대 어의들의 임산부 한약 처방 방식에 대한 저자의 논문

"이제 세자빈이 임신 6개월 차에 접어드니 처방할 약에 대해 논해야 합니다." 조선 시대 내의원 관료인 조재호가 영조에게 청한다.

조선 시대에는 이처럼 왕비와 세자빈 등 궁중의 여인들이 임신 후 일정 시기가 되면 어의들이 모여 어떤 한약을 처방할지 의논했다. 처방된 한약은 출산 때까지 복용하게 된다. 임신 중 복용하는 한약은 '금궤당귀산'이라는 한약이 가장 대표적이었다. 출산 직전에는 '달생산'으로 처방을 변경했다. 신체 활동이 적어 난산이 많았던 왕실 여인들에게, 건강한 출산을 위해 한약을 먹는 것은 무엇보다 중요했다. 한약 복용은 출산 후에도 이어졌다. 궁중 의관들은 출산 직후에 바로 복용할 수 있도록 '궁귀탕' 등을 미리 달여놓았다. 현대 사회에서도 많은 산후조리원에서 인근 한의원과 연계하여 출산 직후 한약을 복용하도록 권한다. 이러한 약 중 대다수가 왕비들이 먹던 그 '궁귀탕'에서 유래된 것들이다.

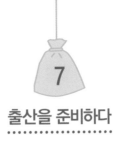

출산을 준비하다
·····················

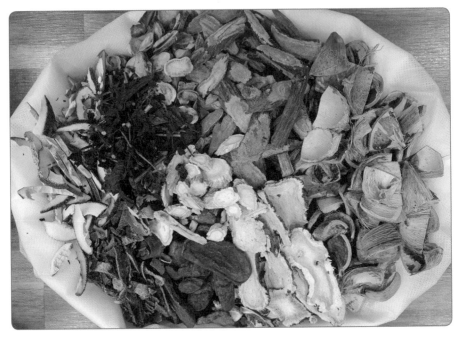

환자가 복용한 한약 사진

　20대인 필자의 여동생에게 한약을 처방했다. 임신 중에도 지속하여 한약을 복용하게 하다가 산달이 되어 출산을 원활하게 도와주는 '달생산'으로 바꿨다.

달생산은 임신부가 산달(출산 예정일 15~20일 정도 전)에 복용하는 약으로 출산을 원활하게 하도록 도와준다. 덕분에 자연분만으로 건강한 남아가 태어났다.

▶ 조금 더 알아보실 분만! 사진 속 한약은?

이름: 달생산(達生散)

구성: 대복피(약주로 적심), 감초(초), 당귀, 백출(황토와 함께 초), 백작약(약주로 초), 인삼, 진피, 자소엽, 지각, 사인. 청총

초롱초롱 어피치

ㅎㅎ네~~네~~선생님~~작은것
큰것 모든것 세심하게 챙겨주셔서
너무 너무 감사드립니다~~ 아마 선
생님께서 너무 편안하게 잘 해주셔서
우리 OO가 선생님께 마음의 문이
열렸나봐요~~ 항상 감사드려요
선생님~~^^***

11:55AM

네~ 궁금한점 생기시면 언제든
한의원으로든 카톡으로든 편히 연락해주
세요 어머님^^ 이제 장마철이라 길 미끄러
우니 조심히 다니시구요~^^

11:57AM

초롱초롱 어피치

ㅎ 네~~~선생님~~날씨 많이 더운데
건강하세요~~^^*~ 감사드립니다~~^^*

11:59AM

휘파람 프로도

안녕하세요!! 안그래도 방문해야
되는데 월말이라 바빠서 못가고
있었습니다ㅜㅜ 아직 좀 불편하지만
예정보단 정말 정말 많이 괜찮아졌
어요. 7월부턴 시간이 날꺼같아서
조만간 예약하고 가겠습니다!

11:55AM

초롱초롱 튜브

넹~ 안녕하세요 그동안 연락을 못드렸네요ㅜㅜ 마지막 치료 받은 후 따로 재발하거나하지 않아서 바이러스 검사 후 내원하려고 했는데 제가 준비중인 일이 있어서 제때 못가고 있네용.. 설 이후에 검사받고 방문하도록 하겠습니다!! 그래도 덕분에 많이많이 좋아졌어요!! 감사합니당 새해복 많이 받으시고 코로나 조심하세요~~ 감사합니다!!

14:55 PM

접수실 B

OO님 방금 전화드렸는데 작년에 한약 복용하신게 너무 좋으셨고 두근거림 증상없이 잘 유지중이시고 술드셔도 떨리는 증상 등은 없다고 하셨어요 그런데 약간 손떨림 증상이 조금 있어서 내원하려고 했다고 합니다. 코로나 때문에 못 오셨다고 시간내셔서 내원하시겠다고 하셨습니다. 한약 복용도 더 하고 싶다고도 말씀하셨어요

16:54 PM

접수실 B

방금 전화 통화 완료했습니다~ 한약 복용하시고 바로 임신 하셨다고 하시네요 시험관 등 다른 개입도 없으셨구요. 한약 효과가 정말 좋았다, 감사하다고 말씀하셨고 산후 한 번 더 약 지으러 내원하겠다고 하셨습니다

16:54 PM

필자는 중학생 때부터 소화기가 좋지 않았는데, 위내시경 등 여러 검사를 해도 이상이 발견되지 않아 적절한 치료를 받지 못했다. 결국, 한의사가 되고 나서야 체질적 원인을 알게 되었고, 한약 치료를 통해 좋아졌다. 어릴 때 진작 한의원을 알아서 치료받았으면 얼마나 좋았을까? 그런데 필자가 어릴 때만 해도 한의원은 동네에 몇 개 없었고, 무언가 생소했던 기억이 난다.

아이의 식욕, 집중력, 성장, 면역력을 비롯해 아이가 크는 내내 적절한 한약 치료는 중요하다. 아플 때마다 잘 대응하면 독한 약을 쓰지 않고도 어린 시기를 잘 보낼 수 있다. 아이들은 어른들보다 치료 반응이 빠르다. 원칙대로 올바로 치료한다면 고질적으로 보이는 질환들도 잘 나을 수 있다.

6장

소아질환 진료일기

검사상 문제가 없을 뿐 꾀병은 아니다

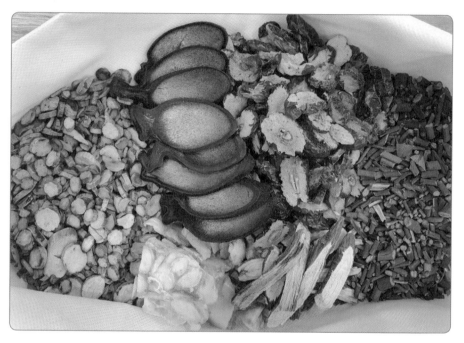

환자가 복용한 한약 사진

　10세 여아가 계속 배가 아프다며 스스로 병원에 가길 원했다. 매일 수시로 배가 아프다 하여 결국 보호자가 대학병원에 데려갔더니 검사 결과에는 이상이 없었다. 그런데 이후에도 계속 통증을 호소해 본원에 내원하게 되었다. 진찰을 해보니 꾀병이 아니었다! 검사 결과에서 이상이 없었던 것은 그저 발견을 '못 한' 것이지, 병이 '없는' 것이 아니다. 아이는 체질적인 소화기 긴장 증세를 가지고 있었다. 한약을 복용한 아이는 더 이상 아프다는 말을 하지 않게 되었다.

아이는 한의원에서 자신의 말을 믿어준다며 한의원에 오는 것을 즐거워했다. 어머니 역시 건강해진 아이를 보며 누구보다 기뻐했다. 어머니가 가장 만족해했던 부분은 학교에서도 툭하면 배가 아프다고 전화하던 아이가, 이제는 등교부터 하교까지 전화 한 통 없이 잘 있다 오게 된 것이었다!

▶ 조금 더 알아보실 분만! 사진 속 한약은?

이름: 소건중탕(小建中湯)
구성: 백작약(약주로 초), 계지, 감초(초), 생강, 대조에 녹용을 가미

밥 안 먹던 아이가 변했어요!

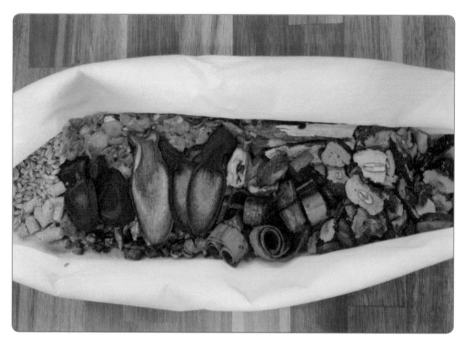

환자가 복용한 한약 사진

밥을 잘 안 먹지 않는 만 2세 아기가 내원했다. 이 아이처럼 밥을 잘 먹지 않아서 내원하는 아이들이 무척 많다. 아이들은 약효가 빠르게 나타나기 때문에 큰 문제가 없는 한, 한두 제 복용만으로도 효과가 나타나는 경우가 많다. 한약을 복용하기 시작한 아이는 밥을 잘 먹게 되었고, 안색도 좋아졌다. 밥을 안 먹던 아이가 밥을 잘 먹게 되었다는 것은 그 자체로도 아이가 더욱 건강해졌다는 것을 의미하기도 한다.

▶ 조금 더 알아보실 분만! 사진 속 한약은?

이름: 평위산(平胃散)
구성: 창출(쌀뜨물로 법제), 진피, 후박(생강즙으로 법제), 감초, 생강, 대조에 산사, 신국(초), 맥아(초), 녹용을 가미

자꾸 아픈 아이, 한약으로 건강하게

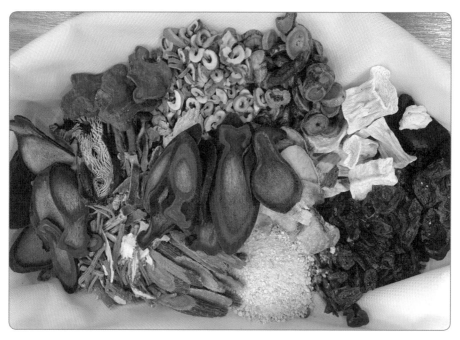

환자가 복용한 한약 사진

　5세 남아가 잦은 감기와 폐렴을 치료하기 위해 내원했다. 영아 때도 중이염을 앓아 타 병원에서 수술을 권유받았으나 필자에게 한약을 처방받아 복용한 뒤 수술하지 않고 잘 넘긴 적이 있는 아이였다.

이번에도 약이 잘 받아서 한약을 복용한 후부터는 지금까지 감기, 폐렴에 한 번도 걸리지 않았다. 그리고 감기가 없을 때도 아빠와 함께 산에 갈 때면 꼭 기침을 하곤 했는데, 산에 가도 더 이상 기침을 하지 않게 되었다.

▶ 조금 더 알아보실 분만! 사진 속 한약은?

이름: 육미합보중익기탕(六味合補中益気湯)
구성: 숙지황, 산약, 산수유, 황기(꿀과 함께 초), 택자(약주로 찜), 백복령, 목단피, 감초(초), 인삼, 백출(황토와 함께 초), 진피, 당귀, 승마, 시호에 녹용을 가미

🔍 한약이 감기를 치료하는 원리

우리 몸은 기본적으로 스스로 감염을 치료하는 힘을 갖고 있다. 그래서 건강한 사람은 감기에 걸려도 금세 낫는다. 한약은 이런 '몸 스스로의 치료 기능'을 몇 배로 활성화하는 원리로 감염을 치료한다. 이것이 일반 해열제와 한방 해열제의 차이이기도 하다. "감기에 단순히 열만 내리는 것은 의미가 없으며[16], 심지어 단순히 열만 내리는 행위는 열경련도 예방하지 못한다.[17]"라는 사실은 해외 논문을 조금만 검색해 봐도 도출되는 공통된 의견이다. 그래서 오르는 열만 내리는 것이 아니라, 체력과 면역 상태 등을 종합적으로 도와주는 약을 써야 하는데, 그것이 바로 한방 해열제이다. 그런 치료법이 결과적으로 효과도 더욱 빠르다. 그래서 그런지, 요새 약국에서도 한방 해열제를 판매하는 사례가 늘고 있는 것 같다. 현재 한의원이나 한방병원에서 처방하는 한방 해열제는 국가 보험이 되고 있어서 급할 때는 가까운 곳으로 내원하여 처방받으면 된다.

---

16) There is no evidence that fever itself worsens the course of an illness or that it causes long-term neurologic complications.

　　Janice E. Sullivan, MD et al. Fever and Antipyretic Use in Children. Pediatrics (2011) 127 (3): 580-587.

17) There is also clear evidence that prophylactic use of antipyretics do not prevent febrile seizures.

　　Donagh MacMahon. Fever phobia in caregivers presenting to New Zealand emergency departments. Emergency Medicine Australasia(Volume 33, Issue 6, Dec. 2021)

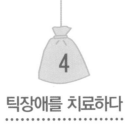

틱장애를 치료하다

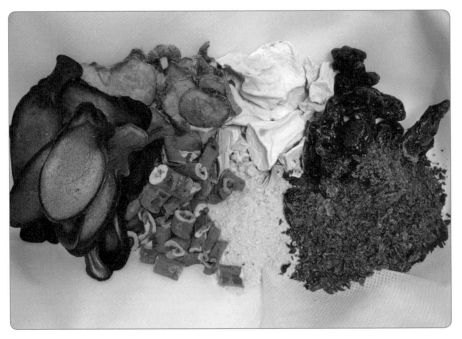

환자가 복용한 한약 사진

7세 여아가 틱장애로 내원했다. 눈을 깜빡거리는 것부터 코를 찡긋거리는 것까지 증상이 점점 심해지는 양상을 보였다. 자리에 가만히 있지 못하고 물건을 던지는 등 ADHD 유사 증세까지 보였다. 치료 후 틱장애가 점점 줄어들더니 완전히 사라졌다. 난폭하게 굴던 것도 줄어 많이 얌전해졌다. 아이가 한약을 열심히 복용한 것도 있지만, 부모님도 한의원의 방침대로 잘해주었기에 치료가 더 효과적이었다. 틱장애는 부모와 아이의 관계도 치료에 큰 영향을 미친다. 대개는 인내심이 부족하고 활발한 아이에게 억압적 스트레스가 가해질 때 발생한다. '억압적 스트레스'는 부모님이 강하다기보다 '그 아이의 기준'에 비해 억압적이라는 뜻이다. 그래서 아이는 쌓인 것을 잘 해소하고, 부모는 덜 민감하게 하려고 부모와 아이에게 함께 한약을 처방하는 경우가 많다.

ADHD도 비슷한 원리이다. 체질적으로 활발한 아이는 그 활발함을 모두 풀 수 있도록 해줘야 한다. 이것이 억압될 때 ADHD 등의 문제로 나타나기 때문이다. 그리고 꼭 체질적으로 활발하지 않다고 해도 아이들은 원래 잘 뛰어놀고, 산만한 것이 정상이다. 물론, 그렇다고 무조건 제멋대로 하게 두어야 한다는 것은 아니다. 적정선을 찾아 잘 양육하는 것이 부모님의 역할이다.

요새 틱장애, ADHD 등 '소아 정신병'에 대한 얘기가 너무 남발되고 있다. 적절한 한약을 잘 복용하게 하고, 아이의 체질에 맞게 관계를 조금만 다시 설정하면 아무렇지 않게 넘어갈 수도 있다. 그러니 혹여나 우리 아이에 대해 안 좋은 이야기를 들었더라도 너무 걱정하지 말자.

> ▶ **조금 더 알아보실 분만! 사진 속 한약은?**
>
> 이름: 육미지황원(六味地黃元)
> 구성: 숙지황, 산약, 산수유, 택사(약주로 찜), 목단피, 백복령에 녹용을 가미

5

뼈 성장을 돕는 한약

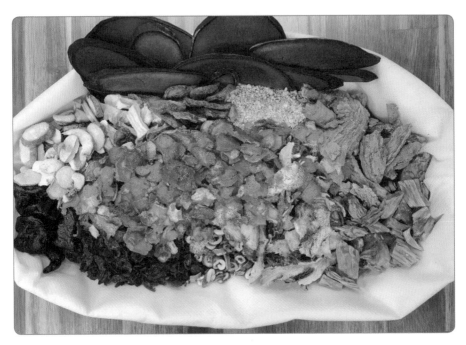

환자가 복용한 한약 사진

성장이 지연되고 있는 6세 여아가 다리가 시리다는 표현을 했다.
아이가 '다리가 시리다.'라고 표현하는 것은 성장통의 일종인 경우가
많다. 이 아이도 성장통으로 판단되었다. 성장통이 있을 때 뼈 성장
에 도움이 되는 한약을 쓰면 통증도 줄어들고 성장이 더 수월해질

수 있다. 아이는 한약 복용 후 다리 시림이 호전되었다. 게다가 본래 가지고 있던 비염까지 좋아졌다.

✒ 일반인들이 자주 틀리는 한의학 용어

약을 다리다 (×) → 약을 달이다 (○)

한약 1재 (×) → 한약 1제 (○)

6

어린 학생의 속이 왜 그렇게 불편할까?

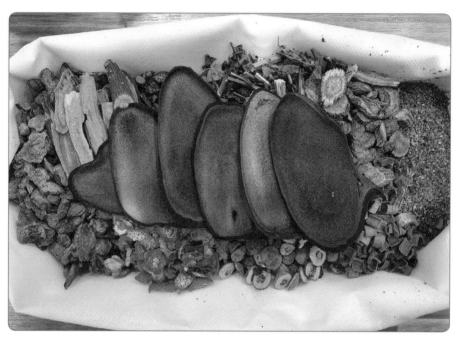

환자가 복용한 한약 사진

아침에 눈을 뜰 때마다, 속이 비었을 때마다 항상 속이 쓰리다는 10대 남학생이 내원했다. 어머니는 아이가 학업 문제로 스트레스를 많이 받는다고 덧붙였다. 진찰해 보니 스트레스로 인한 '조잡(嘈雜)'이었다.

'조잡'은 속이 쓰린 듯 쓰리지 않고, 배가 고픈 듯 고프지 않다가 점차로 심해지면서 통증의 빈도가 잦아지는 질환이다. 위염이 있는 사람에게도, 없는 사람에게도 이 증세는 생길 수 있다. 그러나 이러한 조잡증도 방치하면 위궤양과 같은 질환으로 발전할 수 있다.

치료 결과 다행히 속 쓰림이 좋아졌다. 매운 것을 먹으면 바로 설사를 했는데 이 역시 나아졌으며, 어지럼증도 줄어들었다. 게다가 아침에 일어나는 것도 훨씬 수월해졌다.

▶ 조금 더 알아보실 분만! 사진 속 한약은?

이름: 향사평위산 내상(香砂平胃散 內傷)
구성: 창출(쌀뜨물로 법제), 진피, 향부자(약주로 초), 지실(밀기울과 함께 초), 곽향, 후박(생강 법제), 사인, 목향, 감초, 생강에 녹용을 가미

7

아기가 밤마다 우는 '야제'

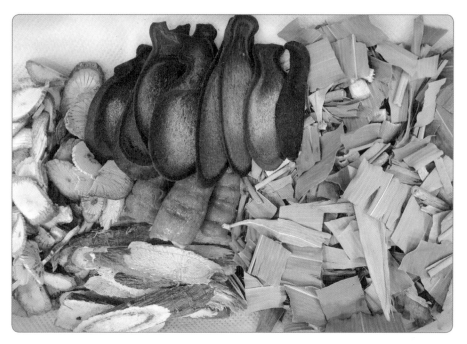

환자가 복용한 한약 사진

　2세 여아의 '야제'를 치료한 사례이다. 귀여운 아기는 밤만 되면 괴로워하며 자지러지게 울었다. 부모님도 원인을 짐작할 수 없었다. 이처럼 아기들이 밤만 되면 우는 것을 '야제(夜啼)'라고 한다. 말 그대로 '밤에 운다'는 뜻이다. '야제'는 체질을 많이 타는데, 일반적으로 심장

이 약한 아이에게 많다. 또한, '야제'를 할 체질이 아니라도 건강 상
태나 스트레스에 따라 '야제'를 하기도 한다. 복용하기로 한 한약 3
제를 모두 복용하고 '야제'가 멈췄다. 수개월이 지난 지금까지도 밤에
울지 않고 잘 크고 있다.

▶ 조금 더 알아보실 분만! 사진 속 한약은?

이름: 도적산(導赤散)
구성: 생지황, 목통, 감초, 죽엽에 녹용을 가미

✎ 조선의 왕 정조, 태아 때부터 한약을 복용하다

정조가 태아일 때, 영조[18]와 의관들은 정조를 임신한 혜경궁 홍씨에게 어떤 한약을 복용하게 할지 의논했다. 의관 허조는 '팔물탕', 어의 김수규는 '금궤당귀산'을 처방하자고 의견을 내놓는데, 여러 의관 중 한 명의 의관만 허조의 의견을 따르고 나머지는 모두 어의의 의견에 동의했다. 결국, '금궤당귀산'을 투여하는 것으로 결정되었다. 임신부가 복용하는 이러한 한약은 기본적으로 임신부에게 필수영양소를 보충해 주며, 보양(保養)하는 효과도 준다. 그리고 건강해진 모체는 태아에게도 좋은 영향을 준다. 부지런히 한약을 복용한 혜경궁 홍씨는, 정조를 순산한다.

---

18) 영조: 정조의 할아버지. 사도세자의 아버지이다.

참고문헌 ─────────────────────────────────

- 허준 저, 동의보감

- 정국팽 저, 의학심오

- 안창중 저, 고금실험방

- H. K. KIM 외, 본초감별도감, 한국한의학연구원, 2014

- 본초학 교재편찬위원회 저, 본초실습서, 의방출판사, 2020

- 공병희 저, 한의사 공병희의 현대적 본초 읽기, 한의약융합연구정보센터

- 식품의약품안전처

- 네이버 학술정보

- 승정원일기

- Gwak Dowon et al. Study on prescription for pregnancy and childbirth of the royal family in Joseon dynasty. Orient Pharm Exp Med. 2015;15:227-237

- Michèle Hansen et al. The Risk of Major Birth Defects after Intracytoplasmic Sperm Injection and in Vitro Fertilization. N Engl J Med 2002.

- Gupta S et al. Clinical presentation of fibroids. Best Pract Res Clin Obstet Gynaecol. 2008;22(4):615-626.

- Gi-Byoung Nam, Pharmacologic management of cardiac arrhythmias. J Korean Med Assoc 2013 May; 56(5): 425-430

- Frost SB et al. Reorganization of remote cortical regions after ischemic brain injury: a potential substrate for stroke recovery. Journal of Neurophysiology. June 2003. 89 (6): 3205-3214.
- Jung Eun Yoo et al. Association of the Frequency and Quantity of Alcohol Consumption With Gastrointestinal Cancer. JAMA Netw Open. 2021 Aug; 4(8): e2120382.
- Omolola R. Oyenihi et al. Unravelling the Anticancer Mechanisms of Traditional · Herbal Medicines with Metabolomics. Molecules. 2021 Nov; 26(21): 6541.
- Sylwia Wrotek et al. Let fever do its job. Evol Med Public Health. 2021; 9(1): 26-35.
- Janice E. Sullivan, MD et al. Fever and Antipyretic Use in Children. Pediatrics (2011) 127 (3): 580-587.
- Sally Eyers et al. The effect on mortality of antipyretics in the treatment of influenza infection: systematic review and meta-analyis. J R Soc Med. 2010 Oct 1; 103(10): 403-411.
- Cari Green et al. Symptomatic fever management in children: A systematic review of national and international guidelines. PLoS One. 2021; 16(6): e0245815.

- Female hormones and the risk of colorectal neoplasm. Korean J Intern Med. 2019 Sep; 34(5): 982-984.

- Association Between Hormone Replacement Therapy and Development of Endometrial Cancer: Results From a Prospective US Cohort Study. Front Med (Lausanne). 2021; 8: 802959.